ケースブック
臨床倫理

— 救急・集中治療 —

編集 岡山大学名誉教授　慶應義塾大学大学院教授
氏家 良人　前田 正一

克誠堂出版

■ 執筆者一覧 ■

【編　集】

氏家　良人	岡山大学名誉教授
前田　正一	慶應義塾大学大学院教授

【執筆者】

石川　雅巳	呉共済病院麻酔・救急集中治療部
野々木　宏	静岡県立総合病院集中治療センター
貝沼　関志	稲沢市民病院（麻酔・救急・集中治療部門統括） 名古屋大学医学部附属病院外科系集中治療部
橋本　圭司	出雲徳洲会病院麻酔科
植田　育也	埼玉県立小児医療センター小児救命救急センター
則末　泰博	東京ベイ・浦安市川医療センター救急集中治療科
澤村　匡史	済生会熊本病院集中治療室
丸藤　哲	北海道大学医学研究科侵襲制御医学講座救急医学分野
木下　順弘	大阪医療センター集中治療部
田村　高志	済生会山口総合病院麻酔科・集中治療部
公文　啓二	吹田徳洲会病院集中治療センター
堀　智志	日本大学医学部救急医学系救急集中治療医学分野
木下　浩作	日本大学医学部救急医学系救急集中治療医学分野
美馬　裕之	神戸市立医療センター中央市民病院麻酔科
氏家　良人	岡山大学名誉教授
藤野　裕士	大阪大学大学院医学系研究科生体統合医学講座麻酔・集中治療医学教室

（執筆順）

■ 序　文 ■

　私は、長い間、救急・集中治療に従事してきたが、法的また倫理的な判断を必要とする患者に遭遇することが少なからずあった。この判断をどのように行っていくべきなのか、医療者として重要な知識であるのだが、学生時代また、研修中にほとんど教えていただいた記憶がない。これは、私だけでなく、おそらく多くの医療者がそうであったと思う。学生時代に倫理学は学んだが、臨床倫理という概念が我が国に現れたのは30年くらい前のことであり、私たち臨床家が身近に感じるようになったのはこの10年程度のことであろう。

　この本では、救急・集中治療領域における20の症例を呈示している。これらの症例はフィクションで、ほとんど私が作成した。したがって、実際にはありえない症例と思われるかもしれないが、「事実は、小説よりも奇なり」という言葉がある。実際の症例は、もっと複雑で悩ましいことが多い。そのことは、ある程度の期間、救急・集中治療に従事している医療者であれば理解していただけるであろう。

　本書では、これらの症例に対して、どのように考えていくべきか、臨床の現場の医師に執筆していただいた。私を含め、臨床倫理学や法学の専門の研究者ではない。しかし、ほとんどの著者はこの数年から10年近く日本集中治療医学会の倫理委員会委員として、共同編者の前田正一先生をはじめとした我が国の実践的臨床倫理・法学研究の第一人者の方達から薫陶を受けてきた。本書の著者らは、臨床倫理学や法学の専門家の方達よりはこの面の知識は少ないことは明らかである。しかし、主治医として多くの患者や家族に接してきており臨床経験は豊富である。

　著者のみなさんには、ご自分の経験、また、これまで学んだ臨床倫理および法律の知識を絡めて、それぞれの悩ましい症例に対するアプローチを提案していただいた。臨床倫理的アプローチの答えは必ずしも一つではなく、読者の皆さんであればどのようなアプローチが良いと思われるか、一緒に考えていただきたい。それが、実践的な臨床倫理の学習になることと思われる。本書は、そのためのケースブックである。

平成30年1月吉日

岡山大学名誉教授
氏家　良人

臨床倫理問題とその対応：
病院倫理委員会の役割

はじめに

　医療技術の進歩、家族形態の変化や高齢化、医療政策の転換といった、患者を取り巻く環境の変化により、今日、医療現場では、医療方針の決定にあたり、医療行為の倫理的法的正当性の判断が重要な問題（以下、臨床倫理問題）が、これまで以上に生じるようになっている。生命維持治療の差し控えや中止にかかわる問題はその典型であり、本書の中では、救急・集中治療領域におけるさまざまな臨床倫理問題が示されている。

　臨床倫理問題への対応については、今日、日本では、病院倫理委員会による活動に注目が集まりつつある。そこで、本稿では、同問題への対応について実績のある米国の状況を紹介しつつ、病院倫理委員会の役割について基本的事項を記述する。

病院倫理委員会

　病院倫理委員会は、臨床倫理問題を取り扱う委員会として、医療機関内に設置される合議体である。

　米国では、早くから、病院倫理委員会による活動の意義が示されてきた。生命維持治療の中止の可否が検討されたカレン・クインラン事件では、ニュージャージー州最高裁判所は、1976年、「主治医が、後見人や家族の同意を得て、カレンが現在の昏睡状態から認識あり知性ある状態へ回復する合理的な可能性がなく生命維持装置を停止すべきであるという結論を下すときには、彼らは彼女が入院している施設の病院『倫理委員会』の意見を求めるべきである。それがカレンの回復に関して同じ判断を下す場合には、生命維持装置を撤去でき、それに関して関係者はいかなる民刑事責任も負うことはない」と述べた[注1]。その後、米国では、米国病院協会[注2]や米国医師会[注3]、米国病院機能評価機構[注4]など、関連諸団体も、病院倫理委員会の重要性を示すようになり、病院倫理委員会の設置数は増加していった。

　日本では、宗教上の理由による輸血拒否事案など、特定の問題については、早くから、合議体によって対応方法を検討する医療機関があったと推察されるが、医療機関内に臨床倫理問題全般を審議対象とする委員会が設置されることは、米国より遅れた。ただし、今後は、日本でも、設置数が増加していく可能性がある。例えば、公益財団法人日本医療機能評価機構は、病院機能

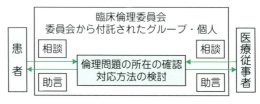

図1　病院倫理委員会の主要な役割

図2　臨床倫理コンサルテーション

評価事業における評価の際に、病院倫理委員会に関する評価を行うようにもなっている。

■■■ 病院倫理委員会の役割（図1）

病院倫理委員会の役割として、臨床倫理コンサルテーション、施設内の指針の策定（策定された指針の検討）、関係者に対する臨床倫理教育などが挙げられる。

a．臨床倫理コンサルテーション（図2）

米国生命倫理学会は、臨床倫理コンサルテーションを、「医療で生じる価値に伴う不確かさや対立に関して、その解消を望む患者や家族、代理人、医療専門家などからの疑問に応えるために個人またはグループが提供する一連のサービス〔Healthcare ethics consultation (HCEC or "ethics consultation") is a set of services provided by an individual or group in response to questions from patients, families, surrogates, healthcare professionals, or other involved parties who seek to resolve uncertainty or conflict regarding value-laden concerns that emerge in health care.〕」[注5]と定義している。すなわち、臨床倫理コンサルテーションとは、病院倫理委員会（本体）や、委員会から付託されたグループもしくは個人が、医療従事者から臨床倫理に関する相談を受け、対応方法を助言することである。

「倫理コンサルテーションは米国の病院ではあたりまえのものとして実践

され、広く受け入れられている」[注6]。例えば、1999年9月から2000年5月にかけて、米国病院協会のデータベースに登録されている病院（5,072の全一般病院から無作為に抽出した600の病院）を対象として行われたFoxらの調査[注7]によれば、米国では、約20年前の時点で、400床以上の医療機関の100％、300床以上399床以下の医療機関の97％、200床以上299床以下の医療機関の97％、100床以上199床以下の医療機関の92％、99床以下の医療機関の65％において、臨床倫理コンサルテーションが行われていた。

　なお、臨床倫理コンサルテーションは、医療従事者のみを対象とするのではなく、患者も対象とする。ただし、日本では、患者を対象とした取り組みは、限定的である。

①臨床倫理コンサルテーションの形式
　臨床倫理コンサルテーションは、上記のように、病院倫理委員会（本体）が行うこともあれば、同委員会から付託された、グループや個人が行う場合がある。
　前者においては、倫理委員会の構成員がさまざまな背景をもつことから、事案の多面的検討・助言が可能となる。しかし、その反面、検討の過程で機動性[注8]を欠いたり、助言までに時間を要したりする[注9]可能性がある。後者においては、機動性や迅速性は確保されるものの、担当者が少人数ないしは個人であることから、限られた範囲での検討・助言にとどまる可能性がある。また、場合によっては、担当者個人の価値観が助言内容に影響する可能性がある。
　以上のように、各形式には、利点、欠点がある。このため、実際には、取り扱う事案の内容に応じて、検討・助言の形式を決定することが望ましい。

②臨床倫理コンサルテーションの業務に必要な知識・技能
　臨床倫理コンサルテーションの担当者、すなわち臨床倫理委員会の委員や、委員会から付託されてコンサルテーション業務を行う者は、臨床倫理に関する基礎知識を備えておく必要がある。
　例えば、この分野の代表的な研究者であるJonsenらが著したCLINICAL ETHICS（2002）では、「倫理コンサルテーションに必要な能力としては、生命倫理学、関連分野の専門職の倫理綱領、関連分野の医事法などの知識が挙げられる。また倫理コンサルタントは、臨床的な状況を評価するのに十分なだけの医学的知識をもち、道徳的推論に秀でていて、人々の間で道徳的なコンセンサスをつくりだすことができる能力ももつべきである」と記述されている[注10]。

上記の記述にもあるように、臨床倫理コンサルテーションの担当者には、倫理と法の双方の基礎知識が必要である。後者については、例えば日本では、終末期医療の中止により患者が死亡した場合、殺人の容疑で警察が医師を捜査することがあった。こうした事態をみても、臨床倫理コンサルテーションにおいては、法に関する知識が重要であることがわかる。また、倫理や法に関する知識だけではなく、関係者とのコミュニケーションを十分に確立できる能力や、関係者を支援することができる能力が必要となることがわかる。

b．指針の策定・策定された指針の検討

　法的、倫理的に正当な医療行為が行われるようにするために、医療機関が、事前にそのための指針を策定することが重要なことがある。宗教上の理由から輸血を拒否する患者への対応について指針を策定することは、その典型例であるが、そのほかにも、インフォームド・コンセントにかかわる事項[注11]、守秘義務や個人情報保護にかかわる事項、終末期医療やDNARにかかわる事項、臓器移植にかかわる事項など、指針の策定が重要な場面は多い。

　指針の策定の意義について、例えば、米国で出版された書籍[注12]の中では、次のように記述されている。「優れた指針があるおかげで、個々人は優れた意思決定を下すことができる。さらに言えば、優れた指針があることは倫理的問題の発生を防ぐことにもなる。事実、人々が倫理的な指針について情報を与えられ、彼らを導いてくれる健全な指針をもてば、倫理的問題の多くは避けることができる。通例では、問題を解決する必要があるよりは問題を回避するほうが好ましい。だとすれば、私たちは、教育および指針の検討という2つの「予防的倫理」がもつ役割を決して軽視してはならない。教育と指針の検討は舞台裏での厳しい仕事を伴うし、ケース・コンサルテーションの知名度には及ばないかもしれない。だが、予防的倫理の役割は病院倫理委員会における他の役割と同等に重要であるので、それを各病院倫理委員会の役割の中に明示的に盛り込むべきだろう」と記載されている。

　なお、新たに指針を策定するだけではなく、すでに策定されている指針の検討を行うことも、病院倫理委員会の重要な役割である。

c．関係者への臨床倫理教育

　臨床倫理に関する基礎知識、施設内で策定された指針などの内容や根拠、具体的な臨床倫理ケースへの対応方法などを、臨床倫理委員会の委員や、委員会から付託されてコンサルテーション業務を行う者に対して、教育することが重要である。同時に、上記について、医療現場の医療従事者に対して、教育をすることが重要である。

前者の者に対して教育がなされなければ、形式的な助言にとどまったり、過度に厳しい助言がなされたりする可能性がある。例えば、生命維持治療の中止についても、それが認められる場合にも、認められないとの判断が下される可能性がある。また、後者に対して教育がなされなければ、現場の医療従事者が、臨床倫理コンサルテーションに過度に依存する可能性がある。また、その一方で、本来ならばコンサルテーションを経て、医療方針を決定することが望ましい事案においても、現場の医療従事者による単独の判断で、医療方針が決定される可能性がある。

まとめにかえて

　以上、近年、日本でも注目されるようになった、病院倫理委員会の役割について概説した。

　救急・集中治療の領域における医療行為には、他の診療科における医療行為と比較して、患者の生死に直接関係するものが多い。また、同領域の患者には、意識がないことや、意識があっても判断能力がないことも多い。すなわち、救急・集中治療の領域は、他の診療科と比較して、臨床倫理問題が生じやすい環境にあるといえる。そして、同領域では、医療行為を行うにあたり、他の診療科と比較して、より迅速な判断が求められることが多い。すなわち、臨床倫理問題が生じている場合でも、対応方法について、病院倫理委員会の助言を求めるだけの時間的な余裕がない場合も多い。

　以上のことから、救急・集中治療にかかわる医療従事者は、自身で、臨床倫理にかかわる問題の所在を把握することができ、また、対応策を検討することができるように、臨床倫理に関する基礎知識[注13]を備えておくことが、他の診療科の医療従事者に増して、重要であるように思われる[注14]。

【文　献】
1) 前田正一．臨床倫理の基礎．ICUとCCU 2012；36．

【注】
1) 丸山英二．院内倫理コンサルテーション制度．医療事故・紛争対応研究会 第2回年次カンファレンス抄録集．
2) American Hospital Association, Guidelines. Hospital committees on biomedical ethics (1986).
3) American Medical Association Ethical and Judicial Council. Guidelines for Ethics Committees in Health Care Institutions (1985).
4) Joint Commission on Accreditation of Healthcare Organizations. Accreditation

Manuals for Hospitals. 1993 ed.
5) American Society for Bioethics and Humanities. Core Competencies for Healthcare Ethics Consultation (2nd ed). Chicago：American Society for Bioethics and Humanities；2011. p. 2. 及川正範，石川英里，前田正一．臨床倫理コンサルテーション：米国生命倫理学会における認定制度へ向けた取り組み．医療事故・紛争対応研究会誌2018；11：29-36.
6) D・ミカ・ヘスター編．前田正一，児玉　聡監訳．病院倫理委員会と倫理コンサルテーション．東京：勁草書房；2009. p. 55.
7) Fox E, Myers S, Pearlman RA. Ethics Consultation in United States Hospitals：A National Survey. AJOB 2007；7：213-25.
8) 委員会と患者・医療従事者との直接面談が容易ではないこともある．
9) 委員会の開催にあたり，日程調整が容易ではないこともある．
10) アルバート・ジョンセンほか．赤林　朗，蔵田伸雄，児玉　聡監訳．臨床倫理学(第5版)―臨床医学における倫理的決定のための実践的なアプローチ．東京：新興医学出版社；2006.
11) 例えば，インフォームド・コンセントとの関係でも，患者の判断能力は，誰がどのような基準で判断するべきか，代諾者間に意見の違いがある場合に，どのように対応すべきかなど，事前に検討しておくべき課題は多い．
12) D・ミカ・ヘスター編．前田正一，児玉　聡監訳．病院倫理委員会と倫理コンサルテーション．東京：勁草書房；2009. p. 8.
13) 前田正一，氏家良人編．救急・集中治療における臨床倫理．東京：克誠堂出版；2016. でも，その一部の解説を行っている．
14) 日本集中治療医学会は，他の臨床系医学会に先駆けて，臨床倫理に関する基礎知識を体系的に解説する教育講座を行ってきた〔http://www.jsicm.org/seminar/terminal/（2017年12月閲覧）〕．高く評価すべきと思われる．

慶應義塾大学大学院教授
前田　正一

■ 目　次 ■

第Ⅰ章　終末期

1. 自殺を図り終末期に至った症例の治療中止 ……………… 石川雅巳　1
2. 心不全における経皮的人工心肺装置装着例の
   終末期と延命処置の中止 …………………………………… 野々木宏　11
3. 長期透析患者の脳梗塞による終末期の透析継続の是非 … 貝沼関志　23
4. 交通外傷による重篤な脳障害、頸髄損傷への対応 ……… 橋本圭司　35
5. 小児の急性脳症による重篤な全脳浮腫症例における
   終末期の対応 ………………………………………………… 植田育也　43

第Ⅱ章　DNAR

6. 心肺停止で搬送された高齢者に対する
   心肺蘇生術施行について …………………………………… 則末泰博　53
7. 高齢者の肺炎症例におけるDNAR ………………………… 澤村匡史　61
8. POLSTやリビング・ウィルでDNARを希望している
   神経萎縮性側索硬化症患者のDNAR ……………………… 丸藤　哲　71

第Ⅲ章　治療拒否、差し控え

9. 幼児外傷性ショック症例における両親の宗教的理由による
   輸血拒否 ……………………………………………………… 木ト順弘　81
10. 宗教的輸血拒否患者に対するインフォームド・コンセント
    ………………………………………………………………… 田村高志　89
11. 高齢者糖尿病患者の出血性ショックによる慢性腎不全の悪化
    ………………………………………………………………… 公文啓二　101

12 精神疾患を有する若年者の自殺企図による
心肺停止患者に対する集中治療の是非 ───── 堀　智志、木下浩作　109

第Ⅳ章　診療関連死

13 医療事故後1週間目の死亡症例 ───────────── 美馬裕之　117
14 気管チューブ自己抜去後の心肺停止 ─────────── 氏家良人　129
15 異型輸血後の心肺停止 ──────────────── 橋本圭司　143
16 緩和医療施行による心肺停止 ───────────── 藤野裕士　149

第Ⅴ章　死亡診断書・死体検案書

17 自殺企図後、1ヶ月後に死亡した症例 ──────────── 則末泰博　155
18 心肺停止で搬入され、蘇生できなかった症例 ─────── 美馬裕之　161

第Ⅵ章　臓器移植

19 脳死とされうる状態の患者のオプション提示 ─────── 田村高志　171
20 脳死判定後の移植拒否患者の治療中止 ─────────── 澤村匡史　179

略　語
DNAR（do not attempt resuscitation）
POLST（physician orders for life-sustaining treatment）

■■ 症例目次 ■■

1 自殺を図り終末期に至った症例の治療中止 — 1

22歳の女性。中学生のときにうつ病を発症し、精神科病院入院・自宅介護を繰り返している。これまで何度も自殺を図ってきているが、今回、家族が1時間ほど留守にしていた間に首を吊り、救急外来へ搬入された。搬入時、心停止（心電図上、心静止）であったが、蘇生処置により心拍が再開した。その後、ICUで低体温管理、人工呼吸などの全身管理が行われたが、1週間後の時点で脳死とされうる状態となった。家族は治療の中断を求めている。
どのような対応をすべきか。

2 心不全における経皮的人工心肺装置装着例の終末期と延命処置の中止 — 11

66歳の男性。心臓弁膜症で心不全の悪化、寛解を繰り返してきた。糖尿病に加えて腎不全（薬物療法のみ）もあり手術は行わないできている。1ヶ月前から呼吸困難が出現し、かかりつけ病院に入院し内科的治療を受けたが改善せず、地域のセンター病院に搬送され、救急外来で心停止となり経皮的人工心肺装置が装着された。3日目で膜の交換が必要になったが、心機能は改善していない。家族はできるかぎりの治療の継続を望んでいる。
医療者としてはどのように考えるべきか。

3 長期透析患者の脳梗塞による終末期の透析継続の是非 — 23

75歳の男性。慢性腎不全のため20年間人工透析を受けている。一昨日、突然意識を消失し病院に搬入されてきた。患者は広範な脳梗塞から脳浮腫を来しており、意識はJCS 300、自発呼吸は弱く気管挿管されている。医療者は神経学的には極めて予後が悪いと判断している。血清カリウムが上昇してきており、延命には血液透析を行う必要があるが、治療義務の限界にあるのではないかと考えている。
どのような対応をすべきか。

4 交通外傷による重篤な脳障害、頸髄損傷への対応 — 35

20歳の女性。軽自動車を運転中、対向するトラックと正面衝突した。脳挫傷、頸髄（C2-3）の損傷で自発呼吸はなく人工呼吸管理を施行した。1ヶ月経過した時点で、自発呼吸はなく、四肢麻痺、意識レベルは

JCS 300である。今後の脊髄神経学的予後を説明したところ、家族から人工呼吸器の取り外しを含めた治療の中断を希望された。主治医チームで検討した結果終末期と判断し、病院の倫理委員会に図ったところ、人工呼吸の中断は認められないということであった。
どのような対応をすべきか。

5 小児の急性脳症による重篤な全脳浮腫症例における終末期の対応 …… 43

5歳の女児。既往歴に特記すべきものはない。発熱を伴う突然の痙攣重積ののち、昏睡状態に陥った。頭部CTにて著明な脳浮腫が認められた。インフルエンザ迅速抗原検査陽性であり、その他の所見も含めインフルエンザ感染に関連した急性脳症と診断した。低体温療法など考えられる治療を施行したが、ICU入室7日目に両側瞳孔散大固定、自発呼吸消失、平坦脳波となった。両親には予後についての確定的な話はまだされていない状態で、現状ではできるだけの治療を望んでいる。
今後、どのような対応をすべきか。

6 心肺停止で搬送された高齢者に対する心肺蘇生術施行について …… 53

84歳の女性。認知症があり、ADLはほぼ全介助。心筋梗塞、心不全（EF20%）のため過去に複数回入院している。前回の入院中に自然に洞調律に復帰する心室性頻拍が頻発していたが、介護している長女と相談のうえ、高齢であるため埋え込み型除細動器の留置は行わない方針となり、退院していた。来院当日の午後、長女がおむつを交換した後に10分ほど外出して戻ったところ、椅子に座ったまま呼びかけに反応がなく、息をしていなかった。長女はどのように対応してよいかわからず、とりあえず119番通報をした。救急隊現着時、脈拍は触知せず、除細動器モニター波形は心静止。心肺蘇生（CPR）が開始され、救急搬送。救急室では気管挿管のうえ、CPRが40分間行われたが、脈拍は戻らず、長女にこれ以上の蘇生行為は無駄であることの説明を行い、長女の同意を得たうえでCPRを中止し、死亡確認。CPRの最中に両側鼠径部より静脈ラインと動脈ラインの留置が試みられていたため、ズボンと下着を下ろされた状態の陰部、臀部そして両下肢は本人の血液でぐっしょりと濡れていた。CPRを行った医師と看護師の手には肋骨が折れる感覚が残っていた。長女は号泣しながら遺体に向かって「ごめんね、お母さん、ごめんね、お母さん」という言葉をかけ続けた。
CPRを施行することがもつ問題を、どのように考えるか。

7 高齢者の肺炎症例におけるDNAR …… 61

90歳の女性。軽度の認知障害はあるがほぼ自立できている。誤嚥性肺炎と思われる胸部X線所見、発熱、低酸素血症で救急外来に搬入された。

搬入時に年齢を考慮し人工呼吸器などを装着しても外すことができない可能性が高い旨を説明し、DNARの了承をとった。そのため、呼吸不全に陥った場合の人工呼吸器を装着しないこととした。
　この経過で倫理的に問題となることはあるか。

8　POLSTやリビング・ウィルでDNARを希望している神経萎縮性側索硬化症患者のDNAR　71

65歳の男性。神経萎縮性側索硬化症（ALS）で鼻マスクを用いて非侵襲的陽圧換気療法（NPPV）を在宅で施行中である。食事中、窒息して意識消失し、救急搬入となった。救急隊員は家族から本人のDNARの意向を聞き、救急処置を行わず、蘇生処置を行わなかった。搬入時、無脈性電気活動（PEA）であった。
　本症例に蘇生を施行すべきか、また、救急隊員の対応は問題なかったか。

9　幼児外傷性ショック症例における両親の宗教的理由による輸血拒否　81

4歳の男児。交通外傷で搬入された。脾臓破裂、両側血気胸で出血性ショック状態である。駆けつけた両親から宗教上の理由で輸血は拒否することを告げられた。医療チームは輸血をしつつ手術をすることで救命の可能性は高いことを説明するが、納得してもらえない。
　どのような対応をすべきか。

10　宗教的輸血拒否患者に対するインフォームド・コンセント　89

54歳の女性。先天性の心室中隔欠損があったが、手術をせずに社会生活をしてきた。この2、3年前から息切れやチアノーゼが頻繁となり、心臓外科の専門病院を受診した。患者はエホバの証人の敬虔な信者であり、輸血を拒否したうえで可能であれば手術を受けたいと希望している。患者は、医師から無輸血で手術が可能であることの説明を受け、手術を受けることとなった。
　手術前の説明では、どのようなことを付け加えるべきか。また、同意を得ておく必要があるか。

11　高齢者糖尿病患者の出血性ショックによる慢性腎不全の悪化　101

88歳の男性。介護施設で寝たきりであるが介護により経口摂取は可能である。30年来の糖尿病で経口糖尿病薬を服用しており、腎機能は透析寸前の状態であった。1週間前に、吐下血から出血性ショックになり、救急外来に搬入された。輸血、輸液をしつつ循環動態を安定させ、上部内視鏡検査を施行したところ胃潰瘍からの出血と判明しクリッピングし止血した。翌日から尿が出ず、溢水状態となり、持続血液濾過透析をこの間施行してきた。1週間たっても尿量がなく、医療チームは生命の維持に

は、この患者に今後透析を導入することが必要であると考えている。
透析の適応などはどのように考えていくとよいのであろうか。

12 精神疾患を有する若年者の自殺企図による心肺停止患者に対する集中治療の是非 ………… 109

21歳の女性。強迫神経症で5年間精神科受診歴あり。家族の留守中に首を吊り自殺を図った。救急隊到着時、心静止であり、換気と胸骨圧迫をして病院搬入された。病院搬入時、瞳孔散大、無脈性電気活動（PEA）を認めた。気管挿管し静脈路を確保しアドレナリンを1mg静注したところで心拍再開した。家族から、「これまで大変だったし、本人もつらい思いをしてきたので、延命治療は嫌である」と言われる。
ICUにおける治療はどうすべきか。

13 医療事故後1週間目の死亡症例 ………… 117

91歳の女性。肺炎で入院し、鎮静下に人工呼吸施行中。経腸栄養を開始するために胃管を挿入した。胃泡音を確認し胃管が胃内に挿入されていると思われた。X線で胃管先端確認後に経腸栄養開始予定であったが、その前に経腸栄養が開始された。その直後より、バッキング、低酸素血症が出現し、気管内への経腸栄養の注入が疑われた。患者は、1週間後に呼吸不全で亡くなった。
警察への届け出はどうすべきか。

14 気管チューブ自己抜去後の心肺停止 ………… 129

68歳の男性。交通事故で搬入された。右血胸、多発肋骨骨折、呼吸不全、右大腿骨骨折、軽度脳挫傷で搬入され、意識レベルはE3、V4、M5であった。酸素を投与してもSp_{O_2}は85％であり人工呼吸を開始することとした。肥満で気管挿管が難しく、鎮静、筋弛緩下に内視鏡を用いて気管挿管し人工呼吸を開始した。右胸腔ドレナージを施行しICUに入室した。翌日、大腿骨手術を施行した。2日後、鎮静を浅くしていったところ、気管チューブを自己抜管した。Sp_{O_2}が90％以下になり、再挿管を試みたが挿入できず、間もなく心停止となった。
本症例の警察、事故調査委員会への届け出はどのように考えるべきか。

15 異型輸血後の心肺停止 ………… 143

25歳の男性。交通外傷で搬入された。Primary surveyでは、呼吸不全、ショックに加えて切迫するDでもあった。救急外来のX線所見では両側血気胸、骨盤骨折が認められた。ただちに、気管挿管、胸腔ドレナージ、骨盤の固定を行い、大動脈閉塞バルーンカテーテル（IABO）の準備をしつつ、輸血のオーダーをした。血液型が不明のため、O型の赤血球を依頼した。患者は外来で救命処置が行われたが、1時間後に出血性ショック

で死亡した。2日後、O型の新鮮凍結血漿（FFP）も投与されていることがわかった。

本症例を、警察、事故調査委員会へ報告すべきか。

16　緩和医療施行による心肺停止 ……………………………………… 149

45歳の女性。乳がんで肺、骨に転移している。手術の適応がなく、放射線療法、化学療法を施行している。疼痛のため、麻薬製剤を服用している。しかし、夜に強い痛みを訴えたため、病棟当直医は静注麻薬であるフェンタネスト®を投与し、鎮静薬のミダゾラムを投与した。1時間後に、看護師が回診に行ったところ患者は死亡していた。Sp_{O_2}は装着していなかった。家族には、夕方まで呼吸循環も安定していたため、死亡する可能性に関しては話をしていなかった。

本症例は、警察、事故調査委員会へ報告すべきか。

17　自殺企図後、1ヶ月後に死亡した症例 ……………………………… 155

62歳の女性。4ヶ月前にうつ病と診断されたが、通院をしていなかった。自宅マンションの4階から飛び降り、コンクリートの駐車場に落下した。意識不明で救急搬送され、脳挫傷による遷延性意識障害に対して気管切開術が施行された。入院約1ヶ月後に肺炎を合併し敗血症性ショックで死亡した。

死亡診断書（死体検案書）はどのように記すべきか。

18　心肺停止で搬入され、蘇生できなかった症例 ……………………… 161

78歳の男性。生来健康、病院の通院歴はない。夜の11時、自宅で突然心肺停止となった。救急隊到着時、心静止であり、心肺蘇生を施行しつつ救急外来に搬入された。救急外来で二次救命処置を施行したが、治療に反応せず蘇生できず、翌日の0時30分に治療を中止した。血液検査でも特記すべき所見はなく、死亡後のCT所見でも死亡原因は見つけられなかった。

この場合、死亡診断書を書くべきか、死体検案書を書くべきか。また、死亡場所、死亡日時、死亡時刻の記載はどう記すべきか。さらに死亡原因は病死として構わないのか。

19　脳死とされうる状態の患者のオプション提示 ……………………… 171

14歳の女性。踏切内で電車にはねられ重篤な頭部外傷を負った。体温管理を含めたできるかぎりの治療を行ったが、1週間後に脳死とされうる状態となった。事故前に本人の臓器提供の意思表示はなかった。身体的虐待と思われる可能性はなかったが、学校でのいじめはあった可能性はある。

家族に現在の状況を説明し、脳死の可能性が高いこと、臓器提供の機

会があることを説明（オプション提示）しても構わないのか。もし、オプション提示により親が臓器提供を承諾した場合、進めても構わないのか。

20 脳死判定後の移植拒否患者の治療中止 …………………………… 179
　58歳の男性。脳動脈瘤の破裂により、1週間後に脳死とされる状態に陥った。オプション提示により、臓器移植を了解し脳死判定を2回行い、脳死であることが確定された。しかし、その後、患者の家族から移植を見合わせたいとの意思が伝えられた。一方で、延命治療の続行は望んでいない。
　この患者を脳死として扱い、人工呼吸の中断を行うことは問題がないのか。

1 自殺を図り終末期に至った症例の治療中止

　22歳の女性。中学生のときにうつ病を発症し、精神科病院入院・自宅介護を繰り返している。これまで何度も自殺を図ってきているが、今回、家族が1時間ほど留守にしていた間に首を吊り、救急外来へ搬入された。搬入時、心停止（心電図上、心静止）であったが、蘇生処置により心拍が再開した。その後、ICUで低体温管理、人工呼吸などの全身管理が行われたが、1週間後の時点で脳死とされうる状態となった。家族は治療の中断を求めている。
　どのような対応をすべきか。

解説・問題点

　本当に死のうと思い自殺を図った者は、その時点では自殺を希望し救命医療は望んでいないはずである。それに対して救命医療を行うこと、診療契約を結ぶことの解釈に関しては法的、倫理的に従来から多くの論議がある。現在、医療者は、自殺は公序良俗に反する行為であり、自殺者（企図者）の意思は尊重しなくても構わないという学説に基づき、また、病気で正しい判断ができず自殺を図ったものである、という判断で救命医療を行っている。

　厚生労働省の統計では、全国自殺者の年間累計数は2016年が21,764名で、近年は毎年減少を続けているが絶対数としては依然として多く[1]、社会的な問題となっている。年齢別にみると、自殺は10代から30代の死因の第1位を占めている[2]。自殺企図者の90％以上が精神疾患を有しており、なかでもうつ病に代表される気分障害が48％を占めると報告されており[3]、自殺者の診療をするにあたっての問題点の一つとなっている。自殺の手段としては縊頸、服毒、墜落などが多く[4]、自殺企図者の多くが救命センターや救急外来に搬送される。

　現在、精神病疾患を有する患者に対する救急および集中治療領域について、

診療の参考にすべきものとしては、日本臨床救急医学会の"自殺未遂患者への対応〜救急外来（ER）・救急科・救命救急センターのスタッフのための手引き"[5]や日本精神科救急学会の"精神科救急医療ガイドライン2015"[6]などがあるが、いずれも終末期の診療については触れられていない。

また救急および集中治療領域の終末期医療については、厚生労働省の"人生の最終段階における医療の決定プロセスに関するガイドライン"[7]、日本救急医学会の"救急医療における終末期医療に関する提言（ガイドライン）"[8]、日本集中治療学会、日本救急医学会および日本循環器学会の3学会合同の"救急・集中治療における終末期医療に関するガイドライン〜3学会からの提言〜"[9]（以下、3学会合同ガイドライン）などがある。しかし、いずれのガイドラインも精神疾患を有する自殺企図者の終末期について、特別に述べてはいない。

自殺念慮または自殺企図が、終末期の治療中止の患者の意思とされるのか、また長年患者とともに苦労してきた家族の意思をどう受け止めるべきかなど、本症例のかかえる問題は数多い。そして、先に述べたように自殺者の多い日本おいて、救急・集中治療にかかわる者は、自殺企図者に対する救急現場での対応、さらにはその患者が終末期に陥ったときの対応を求められる可能性が高いことを念頭に置く必要がある。

今回この症例の対応について考えるにあたり、終末期の治療中止に焦点を当てるために、脳死に関してはいわゆる臨床的脳死を意味することとし、移植を目的とした脳死に関しては触れないこととした。また以下に述べることは、このような症例に対する考えの方法を示すもので、すべての自殺症例に当てはめることはできず、対応方法を画一的に決めることはできないことをご承知いただきたい。

アプローチ例

1 臨床倫理（ジョンセン）の四分割法による症例の検討

臨床倫理の四分割法は、倫理的に臨床判断が困難な症例に対して、①医学的適応（Medical Indication）、②患者の意向（Patient Preferences）、③QOL（Quality of Life）、④周囲の状況（Contextual Features）の4つについて検討し、不足する情報や何が特に問題なのかを考えるときに有用な方法

①医学的適応 (Medical Indication)	②患者の意向 (Patient Preferences)
・22歳の若い女性 ・中学校のときにうつ病を発症し、精神科病院に入院・自宅介護を繰り返している． ・これまで，何度も自殺を図ってきている． ・家族が留守にした間に首を吊った． ・救急外来搬入時，心停止（心電図上，心静止） ・蘇生処置により心拍が再開した．その後，ICUで体温管理，人工呼吸などの全身管理を行った． ・1週間後の時点で，脳死とされうる状態である．	・これまで，何度も自殺を図り，今回は縊頸 ・遺書はない．
③QOL (Quality of Life)	④周囲の状況 (Contextual Features)
・22歳の若い女性 ・中学校のときにうつ病を発症し，精神科病院に入院・自宅介護を繰り返している．	・中学校のときにうつ病を発症し，精神科病院に入院・自宅介護を繰り返している． ・家族が1時間ほど留守にした間に首を吊り，救急外来搬入された． ・ICUで全身管理を行ったが，1週間後の時点で脳死状態で，家族は治療の中断を求めている．

図　臨床倫理（ジョンセン）の四分割表

〔アルバート・ジョンセンほか．赤林　朗，蔵田伸夫，児玉　聡監訳．臨床倫理学（第5版）．東京：新興医学出版；2006の臨床倫理の四分割表に本症例を記入〕

である（図）[10]．本症例のように状況が複雑な場合の対応法を検討するときには、臨床現場でぜひ使用していただきたい。

以下に、本症例について、項目ごとに検討すべきことを列挙し、それについて検討する（各項目に同じ検討事項が入ることはしばしば起こる）。

①医学的適応

- 22歳の若い女性
- 中学校のときにうつ病を発症し、精神科病院に入院・自宅介護を繰り返している。
- これまで、何度も自殺を図ってきている。
- 家族が留守にした間に首を吊った。
- 救急外来搬入時、心停止（心電図上、心静止）
- 蘇生処置により心拍が再開した。その後、ICUで体温管理、人工呼吸などの全身管理を行った。
- 1週間後の時点で、脳死とされうる状態である。

患者が若いということは、おそらくADLは良く、他の身体的疾患もなければ、今回の事態がもし回復すれば、元の生活ができる可能性が高いと考え

られる。

　うつ病など精神疾患による自殺企図者に救急・集中治療をどこまで行うかについて、この領域にかかわる者は、時に疑問をいだくこともある。しかし、うつ病は治療することができる可能性があり、自殺企図者は治療の対象者である。自殺企図者入院者のうち、生涯自殺率は8.6％とそれほど高くはない[11]。救命できるかどうかはわからない時点ではまず救命を試み、経過ごとに対応を検討すべきである。そして回復した後は、精神疾患に関して専門医にコンサルトすべきである。

　原因にかかわらず、一般に心停止、特に発見時心静止の場合は自己心拍再開（ROSC）率は低く、またたとえROSCしてもその神経学的転帰は悪い。特に縊頸による心停止の神経学的転帰は悪い。その理由として、まず、縊頸を試みる段階で目撃者がいないので、バイスタンダーによる即時の心肺蘇生（CPR）が望めないことが挙げられる。さらに頸部のすべての血管が閉塞することによる脳血流の遮断と脳頭蓋内圧の上昇による脳、特に脳幹部への障害が、一般の心停止よりも重度であるからと推測されている[12]。

　いったんROSCをすればICUでの体温管理を含む心拍再開後の集中治療は適応であるが、この症例のように1週間の集中治療を行って、脳死に至れば、治療の継続を行うかそれとも中止や減量を行うかの終末期の対応を検討すべきである。

②患者の意向

- これまで、何度も自殺を図り、今回は縊頸
- 遺書はない。

　自殺にはさまざまな方法があるが、自殺企図者のうち縊頸を選択した者は、自殺完遂者の75％に及び、自殺企図手段別の飛鳥井分類で絶対的危険群に属する[13]。

　本症例は縊頸という確実に死ぬ方法を選択し、強い自殺念慮があったと考えられる。しかしそれを自動的に、終末期において延命処置は行わないでほしいというような患者の意向と結び付けることはできない。さらに、もしこの症例で遺書があったとしても、それを単純に事前の意思指示とすることもできない。その理由は先に述べたうつ病などの精神疾患によるものと考えるからである。

③ QOL
- 22歳の若い女性
- 中学校のときにうつ病を発症し、精神科病院に入院・自宅介護を繰り返している。

患者が若いので、ADLは良く、他の身体的疾患もなければ、もしこの状態から回復すれば、元の生活ができる可能性が高い。しかし元の生活とは、精神科病院に入院または自宅介護を繰り返すということであり、このことが下記のごとく家族の心境や意向に影響を及ぼす可能性もある。

④ 周囲の状況
- 中学校のときにうつ病を発症し、精神科病院に入院・自宅介護を繰り返している。
- 家族が1時間ほど留守にした間に首を吊り、救急外来搬入された。
- ICUで全身管理を行ったが、1週間後の時点で脳死状態で、家族は治療の中断を求めている。

このような自殺企図者の家族の意思を考慮する場合は注意を要する。中学校のころからこの疾患を患者とともにしてきた家族の苦労は想像を絶する。しかし、それでも救命を望み集中治療を希望した。おそらくは、一時も目を離さず注意していたのにもかかわらず、ほんの一瞬のことで自殺をさせてしまい、強く後悔しているであろう。最初は希望をもっていたが、1週間ののちには治療の中止を望むようになった。このような患者を治療している間は、家族らの心の変化に注意をはらう必要がある。

一方で精神疾患患者の家族の中には、長年繰り返す自殺企図に対して、「もう終わりにしたい」または「終わりにさせてあげたい」と望む場合も少なくない。患者家族の思いを推測することは容易ではないが、意思決定に影響する可能性があることを念頭に置く必要がある。

以上四分割法を用いた考察をまとめると、たとえ自殺企図者であってもまずは救命を試みるべきである。適切な治療を行ったのち、終末期と判断されれば、以下の手順で治療の中止を考慮する。この場合、自殺企図の事実もしくは遺書があったとしても、自動的に患者の正常な意向とすることはできない。

2　治療を中止するために

　3学会合同ガイドラインでは、以下のように終末期の定義、患者の意思決定能力と事前指示、患者の推定意思、中止の方法について示されている。それぞれについて、本症例について考察する。

a．終末期の定義

　終末期に相当する場合の一つとして、「不可逆的な全脳機能不全（脳死診断後や脳血流停止の確認後などを含む）であると十分な時間をかけて診断された場合」とあり、脳死となった今回の症例はこれに相当する。しかし、この提言より以前に公表された日本救急医学会のガイドラインでは、終末期の定義において、その原因を突然発症の疾病や不慮の事故でないとしている。

　今回のような、原因が自殺の症例に終末期の定義を当てはめるためには、症例ごとの慎重な検討が必要である。当然、慎重な脳死の判断は不可欠であり、それは複数の医師によって判断されるべきである。

b．患者の意思決定能力と事前指示

　本症例のように自殺企図者が正常な意思決定能力を有していたかは、先に述べたように疑問が残る。厚生労働省の統計では自殺者のうち、うつ病を代表とする気分障害を合併していた者は約半数を占めている。自殺者の多くは、自らの確固たる意志で死のうとしていたわけではなく、うつ病を含む気分障害という疾病によって自殺を選択している。

　自殺企図者は救命救急や集中治療の対象であり、終末期における治療中断の意思決定とは異なるものと考える。それは自殺の手段とは関係なく、たとえ縊頸という確実な死を選択した場合でも同様である。

　今回の症例では、現在は患者が脳死状態であるので当然意思決定能力はない。しかし、もし同様の症例で、患者の意識レベルが良く会話ができるような状況でも、気分障害を合併する自殺企図者では、患者が正常な意思決定能力を有していないと判断すべきであろう。さらに遺書のようなものが存在したとしても、同様の理由でそれをもって自動的に事前指示とするわけにはいかない。もちろん、正常な状態で作成された事前指示がある場合も考えられるので、その事前指示がいつどのような状況で作成されたかを確認する必要がある。

c．患者の推定意思

患者の意思が確認できない場合は、家族らが患者の意思を推定し、その推定意思を尊重しなくてはならない。

しかし、先に述べたように、家族の中には自殺をさせてしまったことに対して強く後悔している場合や、それまでの患者とのかかわり合いで疲れ果てている場合があるので、推定意思に家族の思いが反映される可能性を考慮する必要がある。

d．患者の意思が確認できず推定意思も確認できない場合

患者の意思が確認できず推定意思も確認できない場合には、家族らと十分に話し合い、患者にとって最善の治療方針をとらなくてはならない。

本症例の場合、家族らが延命処置の中止を希望しているので、延命処置を減量するか、中止する方法を検討する。家族らによる延命治療中止の希望が、その総意であることを確認する必要がある。また家族らの感情の変化によって希望が変わることもあるので、複数回の確認が必要である。

本症例では家族が治療の中止を求めているが、終末期と考えられ治療が限界に達している症例で、家族が治療の継続を求める場合もある。その場合は治療を継続するが、治療が限界に来ていることを家族に説明し理解を求める努力は必要である。また、家族らが治療中止の判断を医療チームに求める場合もあるが、医療チームは患者について最善の対応を検討し、家族らとの合意の形成を図るべきである。

e．治療中止の判断

以上より、本症例は終末期の患者で、患者の意思決定能力がなく事前指示もない。家族による患者の推定意思ははっきりしないが、家族による延命治療の中止の希望がある。

したがって、延命治療の中止を検討する必要があるが、中止の判断は主治医や集中治療担当医が個人で行うのではなく、複数の医師と看護師らとからなる医療チームで行うことが重要である。医療チームだけで判断ができない場合には、施設の倫理委員会にて検討することも可能である。

f．治療中止の手段

本症例の延命措置についての選択肢はいくつかある。それは3学会合同ガイドラインにあるように、

①現在の治療を維持する（新たな治療は差し控える）、
②現在の治療を減量する（すべて減量する、または一部を減量あるいは終了する）、
③現在の治療を終了する（全てを終了する）、
④上記の何れかを条件付きで選択する、
などが考えられる。

この中には、昇圧薬、輸液、血液製剤などの投与、血液浄化や人工呼吸器を含むが、筋弛緩薬投与などの手段により死期を早めることは行わない。どのような選択をするかは、家族らと医療チームが話し合って決定する。

g．家族ケア

治療の中止をする場合には、家族の心のケアは重要である。本症例の場合は特に、家族の心のケアは簡単ではない。その理由は、長い年月患者とともに苦労してきた両親にとってわが子であること、22歳という早すぎる死、入院から1週間という死を受け入れるには短い時間、原因が病ではなく自殺であること、自殺を防ぐことができなかったことへの後悔などである。

家族に対する支援は個人で可能なものではない。まえもって施設内に家族ケアのためのチームを創設しておく必要がある。専門科へのコンサルトが必要な場合もある。また、日本集中治療医学会が提案する"集中治療領域における終末期患者家族のこころのケア指針"[14]などを参考にすることも可能である。

h．診療録

症例の経過を診療録に記載することは重要である。内容としては、終末期であること、家族らへの説明の対象と内容、家族らの理解や受容の状況、患者の意思決定能力の有無や事前指示の有無または患者の推定意思。医療チームのメンバー名、患者にとって最善と考えられる決定事項、この症例に関するガイドラインなど、状況変化があればその内容、死亡した際には、それに関する必要事項などである。

まとめ

自殺企図者に対する治療やその終末期における対応は簡単ではない。常に患者に対して最善の方法を考えることが第一で、さらに家族の思いや置かれた状況への対応も重要である。

【文　献】

1) 厚生労働省. 自殺の統計：各年の状況：平成28年. 警察庁の自殺統計に基づく自殺者数の推移等. http://www.mhlw.go.jp/file/06-Seisakujouhou-12200000-Shakaiengokyokushougaihokenfukushibu/201612-sokuhou_1.pdf（2017年4月閲覧）
2) 厚生労働省. 28年度自殺対策白書. http://www.mhlw.go.jp/wp/hakusyo/jisatsu/16/dl/1-03.pdf（2017年4月閲覧）
3) 飛鳥井望. 自殺の危険因子としての精神障害：生命的危険度の高い企図手段を用いた自殺失敗者の診断学的検討. 精神経誌1994；96：415-43.
4) 上吉川泰佑, 葭　七海, 西尾　元. 兵庫医科大学法医学講座が扱った自殺症例の検討. 兵医大医会誌2016；40：65-8.
5) 日本臨床救急医学会. 自殺未遂患者への対応～救急外来（ER）・救急科・救命救急センターのスタッフのための手引き. http://www.mhlw.go.jp/file/06-Seisakujouhou-12200000-Shakaiengokyokushougaihokenfukushibu/07_2.pdf（2017年4月閲覧）
6) 日本精神科救急学会. 精神科救急医療ガイドライン. http://www.jaep.jp/gl/2015_all.pdf（2017年4月閲覧）
7) 厚生労働省. 人生の最終段階における医療の決定プロセスに関するガイドライン. http://www.mhlw.go.jp/file/06-Seisakujouhou-10800000-Iseikyoku/0000078981.pdf（2017年4月閲覧）
8) 日本救急医学会. 救急医療における終末期医療に関する提言（ガイドライン）. http://www.jaam.jp/html/info/info-20071116.pdf（2017年4月閲覧）
9) 日本集中治療学会, 日本救急医学会, 日本循環器学会. 救急・集中治療における終末期医療に関するガイドライン～3学会からの提言～. http://www.jsicm.org/pdf/1guidelines1410.pdf（2017年4月閲覧）
10) アルバート・ジョンセンほか. 赤林　朗, 蔵田伸雄, 児玉　聡監訳. 臨床倫理学（第5版）―臨床医学における倫理的決定のための実践的なアプローチ. 東京：新興医学出版；2006. p. 1-13.
11) 遠藤　仁, 大塚耕太郎, 吉田智之ほか. 自殺企図者の生命的危険性と関連する諸要因について―救命救急センターにおける身体的重症自殺企図群と軽症群の比較検討 精神科救急2009；12：60-73.
12) 清水敬樹, 杉田　学, 横手　龍ほか. 救命救急センターにおける縊頸症例の現状. 蘇生2004；23：14-7.
13) 篠崎広一郎, 北村伸哉, 平野　剛ほか. 縊頸症例の病態と転帰に関する検討. 日救急医会誌2005；16：573-80.
14) 日本集中治療医学会. 集中治療領域における終末期患者家族のこころのケア指針. http://www.jsicm.org/pdf/110606syumathu.pdf（2017年4月閲覧）

（石川　雅巳）

2 心不全における経皮的人工心肺装置装着例の終末期と延命処置の中止

　66歳の男性。心臓弁膜症で心不全の悪化、寛解を繰り返してきた。糖尿病に加えて腎不全（薬物療法のみ）もあり手術は行わないできている。1ヶ月前から呼吸困難が出現し、かかりつけ病院に入院し内科的治療を受けたが改善せず、地域のセンター病院に搬送され、救急外来で心停止となり経皮的人工心肺装置が装着された。3日目で膜の交換が必要になったが、心機能は改善していない。家族はできるかぎりの治療の継続を望んでいる。
　医療者としてはどのように考えるべきか。

解説・問題点・アプローチ例

　本症例は心不全患者が終末期に至った時点の延命処置中止のあり方を取り上げているが、難治性心不全患者に対する対応はもっと早い時期から必要であり、本症例においては以下のような問題の所在がある。
　①難治性心不全への末期状態における対応：悪い話をいつ切り出すか？　そして意思決定支援の重要性
　②心不全への緩和ケアはいつから開始するのか？
　③救命治療としての侵襲治療の選択、意思決定支援はできていたか？
　④終末期の判断と延命治療について、補助循環による延命治療は中止できるか？
　⑤治療の限界に達したときに、家族らが積極的な対応を希望しているときに、どのように対応するか？
　⑥チーム医療で判断に困ったときに倫理コンサルトできるか？

1 難治性心不全への末期状態における対応：悪い話をいつ切り出すか？ そして意思決定支援の重要性

　本症例では、入退院を繰り返し始めたときに、治療選択として人工透析となるリスクを説明して心臓の手術を実施する選択枝とその手術リスク、内科的な治療を継続したときのリスクを説明したうえで、よりよい生き方を相談することが必要である。治療の選択肢には、標準的な治療を超えた高度専門治療を行うのか、標準的治療を続けながら緩和ケアを中心とした治療へ移行していくのかが大きな選択の方向性となる。いずれの選択肢においても意思決定支援や緩和ケアによる包括的な支援は必要である。

　心不全の末期状態（end-stage）とは、慢性に経過し増悪と緩解により入退院を繰り返すようになり、最大の薬物治療でも治療困難な状態である（図1）[1]。本症例は、そのような難治性心不全例である。心不全末期状態でNYHA（New York Heart Association）分類Ⅳ度であれば1年生存率は約40〜50％と不良である。しかし本症例のごとく、患者、家族は心不全と診断されたときに、またはその1年以内に予後について説明されていないことが多い[2]。このような重症循環器疾患に対する診療は侵襲的な治療を含めた心不全の治療や生活制限の指導が主体であり、患者本人の望む生き方を犠牲にすることも稀ではない。

　終末期の対応を話すタイミングは、終末期に至り初めて説明をするのではなく、心不全の増悪で初回入院後の退院するときが良いタイミングである。今後の治療手段（適応決定）や見通し、さらには人生の最終段階（終末期）のことも含めて相談し、本人の意思を確認することが必要である。自分の身体のことを理解したうえで、どのような生き方をしたいのか、一緒に考えることが重要で、退院支援も意思決定の一つでありチーム医療といえる。このような意思決定支援は、アドバンス・ケア・プランニング（望む医療と生き方を事前に対話するプロセス：ACP）と呼ばれ、2012年に"末期心不全患者に対する意思決定支援に関する提言"が示され、末期心不全における意思決定支援を積極的に行うことが推奨されている[3]。高度医療の適応も含めた今後の治療手段の適応決定の方法や限界、今後の見通し、治療にもかかわらず必ず迎える終末期のことを説明できるタイミングを見極める必要がある。これらの対応は決して終末期のみの対応ではなく、心不全の早期から開始し、

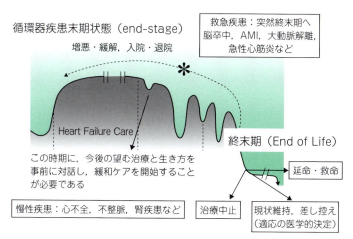

図1 循環器疾患の末期状態と終末期の定義

循環器疾患は入退院を繰り返し、末期状態を迎え、終末期となる場合と、救急疾患で突然終末期を迎える場合がある。いずれにも対応する必要がある。終末期においても＊印のように、治療により改善することがあるため判断が難しい。
＊：補助人工心臓、移植、透析、ペースメーカ、植え込み型除細動器、侵襲的治療
(Goodlin SJ. Palliative care in congestive heart failure. J Am Coll Cardiol 2009；54：386-96より改変引用)

症状への対応や精神的支援、治療方法の選択支援などに関するチーム医療での取り組みが必要とされる。しかし、このタイミングを見極めて、終末期の対応も含め伝えることは、医療者に熟練と医療者自身の精神的な強さが求められる。心不全における意思決定に関する対話を繰り返すタイミングは、1年ごとの定期外来、症状増悪、静注強心薬の開始などの臨床的変化が生じたときが理想的であり、病状変化のたびごとに病期を見直し、患者の意向をもとに治療・ケアの目標を再検討することが重要であるとされている。

ACPは、終末期における事前指示や代理人決定など、終末期における対応について焦点を当てることが多いため、臨床現場では話し合う機会をもらいにくいという指摘がある。そのため、より早期に、よりよく生きるために診療について話し合う、preparedness planning（悪化防止計画）という取り組みも提唱されている[4]。広義の意思決定支援であり、心不全と診断されたときから開始するものである。心不全の増悪で初回入院したときから、このような対話を繰り返しながら病状変化のたびごとに病期を見直し、患者の意向をもとに治療・ケアの目標を再検討し、ACPへ移行することも必要である。

2　心不全への緩和ケアはいつから開始するのか？

　本症例では、心不全で入退院を繰り返し始めたときから、チーム医療による緩和ケアを開始すべきである。心不全の身体的苦痛、予後に対する不安や怒りといった心理的苦痛、家庭や仕事における社会的役割の喪失や重要な他者との関係の変化などの社会的苦痛、生きる意味や目的を見い出せないといったスピリチュアルな苦痛を緩和する。同時にACPによる対話を始め、よりよく生きるために診療や終末期について話し合うことも必要である。

　心不全末期には、呼吸困難、疼痛、倦怠感、活動制限などの身体的苦痛、予後に対する不安や怒りといった心理的苦痛、家庭や職場での社会的役割の喪失や重要な他者との関係の変化などの社会的苦痛、生きる意味や目的を見い出せないといったスピリチュアルな苦痛も併存する。これらが緩和されなければ、安らぎや希望をもって最期まで生きることや苦痛に耐えることが困難となるため、全人的苦痛の視点での緩和ケアが重要となる（図2）。
　"循環器疾患における末期医療の提言"において2008年に実施された循環器専門施設504施設に対するアンケート調査の結果[5]、心疾患への緩和ケアが実施されていた施設は15%であり、緩和ケアチームがあるのは2%にすぎなかった。非がんへの緩和ケアが確立している施設で、実際に末期心不全患者への緩和コンサルトがどの時期になされたかを後ろ向きに調査した米国の研究がある[6]。132名の末期心不全で、末期と判断された早期からの介入が推奨されているにもかかわらず、実際にはコンサルトから死亡は中央値で21日と短く、患者への支援としては十分生かされたものではなかった。英国プライマリーケアにおける大規模データベースから緩和ケアの実施率を検討した報告によれば、緩和ケア実施率はがんの48%に比較して心不全で7%と低率であり、また実施のタイミングも心不全で緩和ケアを実施したうち30%で死亡前の1週間以内と実施の取り組みが遅いことが明らかとなった[7]。
　早い段階で緩和ケアの概念を取り入れることで、生命予後やQOLの改善が期待される[8,9]。これには倫理的なコンセンサスの形成とともに侵襲的な治療手段の適応決定支援、長期的な転帰についての見通し、緩和ケアについて十分な対話ができるチーム力が必要とされる[10,11]。"急性心不全治療ガイドライン"で緩和ケアが初めて取り上げられ[12]、循環器領域においても緩和ケアチームが発足し始めている。今後の普及が待たれる。

```
┌─────────────────────────┐
│   末期状態の時期から      │
│   包括的なケアを繰り返す  │
└─────────────────────────┘
┌──────────────────────────────────────────┐
│ 1. 増悪と緩解を繰り返す時期から，まえもって今後 │
│    の治療やケアについて話し合う             │
│    （アドバンス・ケア・プランニング；ACP）   │
│    "望む治療と生き方を事前に対話するプロセス"  │
│ 2. 多職種チームによる緩和ケア               │
│    身体，心理・社会，スピリチュアルな苦痛の緩和  │
│    家族ケア（グリーフケア），自己管理目標の見直し │
│    倫理コンサルテーション                  │
└──────────────────────────────────────────┘
┌─────────────────────────────────────┐
│ 循環器疾患に対する終末期ケアの質が向上する │
└─────────────────────────────────────┘
```

図2　循環器疾患の末期状態への包括的ケア

3　救命治療としての侵襲治療の選択、意思決定支援はできていたか？

　本症例は、心不全の低酸素からの心停止である。このような症例は急性心筋梗塞による心室細動より転帰は不良であり容易に心拍再開はしないことが多い。また心拍再開しても心原性ショックを呈することがあり、補助循環〔経皮的人工心肺、経皮的心肺補助（PCPS）〕を用いることとなる。これらの救急蘇生は救命のための処置となるため、家族に説明のうえ、医療チームの判断で開始することが多い。補助循環使用により血行動態が安定し、なお昏睡状態であれば心拍再開後ケアとして体温管理療法（低体温療法）の適用が考慮される。心拍再開後72時間は、神経学的な予後判定は困難であり集中治療の続行となる。この間にはPCPSの合併症（出血、感染など）に注意しながら、回路の交換が必要であれば行う。連続脳波を測定するなど脳蘇生の可能性をみながら72時間後に鎮静を切り、予後判定を行う。脳蘇生の可能性があり、数日から1週間程度で心機能が改善すればPCPSの離脱のチャンスがでてくる。ただ、低心機能からの心停止となると転帰は極めて不良であるため、難治性心不全例には日頃から最期までよりよく生きるためにはどうしたらよいか相談できる医師患者関係をつくっておくことが肝要である。

　心不全は進行性の病期をたどり予後不良の疾患である一方で、最期に至る

まで寛解する可能性があり治療の限界点が不明である特徴がある。そのため、本人がどのように生きたいかを医療者や家族と共有しないまま侵襲的な治療が選択され、患者の尊厳を維持しその人らしい安らかな人生を支えることが困難で自律性が保たれないままICU・CCUで終末期となることが稀ではない（図2）。このことが心不全患者の倫理的な課題である。そのためには前述したACPを適用した意思決定支援が早期から開始することが重要となる。

本症例は、ICU・CCUで終末期を迎えた典型例であると考えられる。難治性心不全の転帰を知るために、院内心停止の現状を把握することは重要である。院内心停止登録の解析結果から、院内で急変し心停止に至った場合の心不全例の転帰は他の循環器疾患に比べて不良であることが報告されている[13,14]。救命率を上げるには、予期せぬ心停止の予防と対策が必要である[15]。

4 終末期の判断と延命治療について、補助循環による延命治療は中止できるか？

本症例のような病態では、多臓器不全により急性呼吸窮迫症候群（ARDS）やPCPSに伴う抗凝固療法と易出血性による広汎な脳出血や消化管出血、重症感染症などの合併症が出現し、自己心拍がほとんどない状況となった場合には治療の限界と考え、終末期と判断しPCPSの停止や回路交換をしないことを検討することになる。「できるかぎりの治療を希望する」との家族の意向と事前の本人の延命治療への考え方の有無を確認しながら、治療の見込みや限界について説明を繰り返す必要がある。本人の意思が不明な場合、本人の推定意思、すなわち本人の意思や希望を忖度することにより、本人の意思を尊重する。

終末期（end-of-life）は、繰り返す病像の悪化あるいは急激な増悪から、死が間近に迫り、治療の可能性のない末期状態を指す。終末期の治療の選択肢には、延命治療の中止（withdrawal）、延命治療の差し控え（withholding）がある（図1）。法的な問題も関連するため、主治医1人のみで判断するのではなく、患者・家族の意向を踏まえた複数の医師や多職種を含めた医療チームでの判断が求められる[16]。

日本救急医学会、日本集中治療医学会、および日本循環器学会は、"救急・集中治療における終末期"の定義とともに、少なくともこれらの定義を満た

> 「救急・集中治療における終末期」：
> 集中治療室等で治療されている急性重症患者に対し適切な治療を尽くしても救命の見込みがないと判断される時期である
>
> 終末期のさまざまな状況の例：
> 医療チームが慎重かつ客観的に判断を行った結果，下記のいずれかに相当する場合など
> (1) 不可逆的な全脳機能不全（脳死診断後や脳血流停止の確認後などを含む）であると十分な時間をかけて診断された場合
> (2) <u>生命が人工的な装置に依存し，生命維持に必須な複数の臓器が不可逆的機能不全となり，移植などの代替手段もない場合</u>
> (3) その時点で行われている治療に加えて，さらに行うべき治療方法がなく，現状の治療を継続しても近いうちに死亡することが予測される場合
> (4) 回復不可能な疾病の末期，例えば悪性腫瘍の末期であることが積極的治療の開始後に判明した場合

図3　救急・集中治療における終末期の定義

〔日本循環器学会，日本救急医学会，日本集中治療医学会．救急・集中治療における終末期医療に関するガイドライン〜3学会からの提言〜．2014. http://wwwj-circorjp/topics/qq_teigenhtm（2017年2月閲覧）より引用〕

せば延命措置の中止が可能であることを示す必要があると考え，"救急・集中治療における終末期医療に関するガイドライン〜3学会からの提言〜"（以下、3学会合同ガイドライン）の作成を行った。最善の治療を実施し治療の限界に達した場合には、本人の意思を尊重し、家族と多職種の医療チームによる話し合いにより治療の終了や差し控えについて対応しえることを示した。

「救急・集中治療における終末期」とは、集中治療室等で治療されている急性重症患者に対し適切な治療を尽くしても救命の見込みがないと判断される時期である（図3）。終末期の判断例が具体例として挙げられている。特に循環器領域では、「生命が人工的な装置に依存し、生命維持に必須な複数の臓器が不可逆的機能不全となり、移植などの代替手段もない場合」が考えられる。また、延命治療の中止例として、「人工呼吸器、ペースメーカー（植込み型除細動器の設定変更を含む）、補助循環装置などの生命維持装置を終了する」が循環関連として挙げられている（図4）。

終末期に患者の意思確認は困難であり、救命のための集中治療を継続しながら入院後の早期に医療者と家族との話し合いの場を設定する必要がある。その場合には、自己決定権を擁護するために患者の推定意思を確認することが倫理的判断を行ううえで重要となる。家族の中で患者本人の意思を代弁でき、治療の意思決定に積極的に参加が可能なキーパーソンを特定しておく必

> 「救急・集中治療における終末期」：
> 集中治療室等で治療されている急性重症患者に対し適切な治療を尽くしても救命の見込みがないと判断される時期（最善の治療と医療の限界，が基本）

> 実際の対応としては，例えば以下の(1)～(5)などを選択する
> (1) 人工呼吸器，ペースメーカー（植込み型除細動器の設定変更を含む），補助循環装置などの生命維持装置を終了する
>   (注) このような方法は，短時間で心停止となることもあるため状況に応じて家族らの立会いの下に行う
> (2) 血液透析などの血液浄化を終了する
> (3) 人工呼吸器の設定や昇圧薬，輸液，血液製剤などの投与量など呼吸や循環の管理方法を変更する
> (4) 心停止時に心肺蘇生を行わない

図4　救急・集中治療における延命治療中止の例

〔日本循環器学会，日本救急医学会，日本集中治療医学会．救急・集中治療における終末期医療に関するガイドライン～3学会からの提言～．2014．http://wwwj-circorjp/topics/qq_teigenhtm（2017年2月閲覧）より引用〕

要がある。

　医療チームでの終末期の判定者は、主治医を含む複数の医師（複数科）と看護師を入れた医療チームである。チーム医療を基軸に患者の意思の尊重を行うという方針である。3学会合同ガイドラインでは、本人の事前指示がある場合、本人の意思を尊重することを原則としている。その際、家族らに異論がないことを原則としているが、異論のある場合、医療チームは同意が得られるよう適切な支援を行う、と勧告されている。

　推定意思も確認できない場合には、家族らと十分に話し合い、患者にとって最善の治療方針をとることを基本とする（best interests）。本人の意思が不明な場合には患者にとっての最善の対応を原則として、家族らとともに合意形成を図ることが推奨されている。3学会合同ガイドラインでは、延命措置の中止を選択する場合にも、患者の苦痛をとるなどの緩和的な措置は継続するとし、家族らの意思決定を支え、家族らへの心のケアを最後まで行うことを推奨している。

5　治療の限界に達したときに、家族らが積極的な対応を希望しているときに、どのように対応するか？

　本人の意思の有無にかかわらず、家族らに異論がないことを原則としてい

るが、異論のある場合、医療チームは同意が得られるよう適切な支援を行う。治療の限界であることを家族に平易な言葉で「患者の状態が極めて重篤で、現時点での医療水準にて行いうる最良の治療をもってしても救命が不可能であり、これ以上の延命措置は患者の尊厳をそこなう可能性がある」と伝え、患者にとって最善の治療方針をとるという基本方針の基に、家族に意思を再確認する。引き続き「できるだけのことをしてもらいたい」と希望するときには、合意を得るよう継続して状況の理解を得るように努力する。

終末期の判断を図3のような状態で行うが、病状が絶対的に予後不良であり、治療を続けても救命の見込みが全くなく（治療の限界）、これ以上の措置は患者にとって最善の治療とはならず、かえって患者の尊厳をそこなう可能性があることを説明し理解を得る、ことが3学会合同ガイドラインで勧告されている[17]。

また、補助循環などの生命維持装置を終了したときには、短時間で心停止となることが少なくないので、家族へその旨説明し緩和的なケアを行いながら実施することを含め、状況に応じて家族の立ち会いのもとに行う[17]。

6 チーム医療で判断に困ったときに倫理コンサルトできるか？

チームでの判断に困ったとき、あるいは意見の相違があった場合には、生命倫理に関する臨床倫理委員会や倫理コンサルテーションなどのシステムが必要となる。

循環器専門施設で「人生の最終段階における医療体制整備事業」が開始されている[18]。各施設でチームを養成し構築する場合の参考となると考えられる。今後、循環器疾患末期から終末期にかけて、これらの提言やガイドラインを参考に、それぞれの施設において多職種での倫理的な検討を踏まえて適切なチーム医療の実践が期待される。循環器領域でも倫理コンサルタントの養成が待たれる[5]。

【文　献】

1) Goodlin SJ. Palliative care in congestive heart failure. J Am Coll Cardiol 2009；54：386-96.
2) Martinez-Selles M, Vidan MT, Lopez-Palop R, et al. End-stage heart disease in the elderly. Rev Esp Cardiol 2009；62：409-21.
3) Allen LA, Stevenson LW, Grady KL, et al. Decision making in advanced heart failure：a scientific statement from the American Heart Association. Circulation 2012；125：1928-52.
4) Tanner CE, Fromme EK, Goodlin SJ. Ethics in the treatment of advanced heart failure：palliative care and end-of-life issues. Congestive Heart Failure 2011；17：235-40.
5) 野々木宏班長．循環器疾患における末期医療に関する提言．2010．http://www.j-circ.or.jp/guideline/（2016年10月閲覧）
6) Bakitas M, Macmartin M, Trzepkowski K, et al. Palliative care consultations for heart failure patients：how many, when, and why? Journal of Cardiac Failure 2013；19：193-201.
7) Gadoud A, Kane E, Macleod U, et al. Palliative care among heart failure patients in primary care：a comparison to cancer patients using english family practice data. PLOS ONE 2014；9：1-11.
8) Shah AB, Morrissey RP, Baraghoush A, et al. Failing the failing heart：a review of palliative care in heart failure. Rev Cardiovasc Med 2013；14：41-8.
9) Yancy CW, Jessup M, Bozkurt B, et al. 2013 ACCF/AHA Guideline for the Management of Heart Failure：a report of the American College of Cardiology Foundation/American Heart Association Task Force on Practice Guidelines. Circulation 2013；128：e240-327.
10) 野々木宏．難治性心不全に対するチーム医療─末期状態から終末期まで．難治性心不全診療における臨床倫理的アプローチ"循環器疾患における末期医療の提言"から"救急・集中治療における終末期ガイドライン"まで．医学のあゆみ2015；254：1063-7.
11) 野々木宏，高田弥寿子．循環器疾患における末期医療の提言から終末期医療ガイドライン作成までの倫理的経緯について．臨床倫理2015：41-50.
12) 2010年度合同研究班（日本循環器学会ほか）．急性心不全治療ガイドライン（2011年改訂版）（2013年更新版）．http://www.j-circ.or.jp/guideline/pdf/JCS2011_izumi_h.pdf.（2017年11月閲覧）
13) Yokoyama H, Yonemoto N, Yonezawa K, et al. Report from the Japanese registry of CPR for in-hospital cardiac arrest（J-RCPR）. Circ J 2011；75：815-22.
14) Sasaoka T, Yonemoto N, Yokoyama H, et al. Abstract 16789：Impact of underlying diseases on the prognosis in patients with inhospital cardiac arrest；

from the Japanese registry of CPR for inhospital cardiac arrest（J-RCPR）. Circulation November 2010；122：1.
15）Perkins GD, Soar J. In hospital cardiac arrest：Missing links in the chain of survival. Resuscitation 2005；66：253-5.
16）厚生労働省．人生の最終段階における医療の決定プロセスに関するガイドライン．2015．http://www.mhlw.go.jp/file/06-Seisakujouhou-10800000-Iseikyoku/0000078982.pdf（2016年10月閲覧）
17）日本循環器学会，日本救急医学会，日本集中治療医学会．救急・集中治療における終末期医療に関するガイドライン〜3学会からの提言〜．2014．http://wwwj-circorjp/topics/qq_teigenhtm（2017年2月閲覧）
18）菅野康夫，高田弥寿子，河野由枝．チームで支える循環器疾患患者の緩和ケア．呼吸器・循環器達人ナース2014；35：33-41.

〔野々木　宏〕

3 長期透析患者の脳梗塞による終末期の透析継続の是非

　75歳の男性。慢性腎不全のため20年間人工透析を受けている。一昨日、突然意識を消失し病院に搬入されてきた。患者は広範な脳梗塞から脳浮腫を来しており、意識はJCS 300、自発呼吸は弱く気管挿管されている。医療者は神経学的には極めて予後が悪いと判断している。血清カリウムが上昇してきており、延命には血液透析を行う必要があるが、治療義務の限界にあるのではないかと考えている。
　どのような対応をすべきか。

 解説・問題点

　本症例における問題点とそれらに対する解説を以下に示す。

1 透析を見合わせた場合の予測される経過

　われわれの集中治療の経験から、透析を見合わせた場合の生命予後は1週間前後と予測するが、FissellらのDOPPS (the Dialysis Outcomes and Practical Study)-Iの報告[1]では、透析中止後の平均死亡は7.8日後で中央値は6.0日であり79.1％の患者は中止後10日以内に死亡している。大平らの105例の報告[2]では死亡は5.4±3.3日（平均±SD）後であった。
　本症例は血清カリウムが上昇しており、グルコース・インスリン（GI）療法を行ったとしても、透析中止後に容態は急速に到来するものと予測される。この点の医学的判断を家族に説明し家族からの質問にも丁寧に答える必要がある。また、透析を行わない場合、それに密接に関連する血液製剤の投与、輸液の量と内容、電解質および酸塩基平衡の管理、血管作動薬の投与、経腸栄養の量と内容についても検討し家族に説明する必要がある。鎮痛薬投与を含めた緩和ケアを継続することは当然である。

2　透析施行が可能かどうか？

　本症例は、脳梗塞急性期に透析を行った場合の脳ヘルニアへの進展や出血性脳梗塞の惹起などの可能性を考慮する必要がある。脳梗塞が広範な場合、高度の脳浮腫の合併は必発であり、血液透析によりさらに頭蓋内圧（ICP）が上昇し、脳ヘルニアへ進展する可能性がある。また、透析に伴う抗凝固薬の使用を誘因として出血性脳梗塞を惹起する可能性があり、この場合、脳出血の進展はさらにICPを上昇させて致命的になりうる[3]。出血性脳梗塞は特に突発完成型で脳塞栓が原因になることが多く閉塞血管の血流再開通で生じるとされている[4]。このことを勘案すると、本症例では、血液透析の施行自体が病態を増悪させる可能性があり、血液透析施行の面からは治療の限界ととらえることもできる。

　日本透析医学会の"血液透析患者における心血管合併症の評価と治療に関するガイドライン"[5]では、脳梗塞発症直後は頭蓋内圧の自動調節能が破綻し、頭蓋内圧亢進が急速に進行して脳浮腫が増強する危険性があるため、発症当日は透析を避けるべきである、としている。急性期以後も透析の必要性を慎重に検討し、施行する場合は、ICPへの影響が小さく、脳灌流圧が維持できる腹膜透析や持続的血液透析濾過、血流を減じた血液透析を選択する、としている。また、血液濃縮は脳血流量をさらに減少させて脳虚血を増悪させる可能性があるので、透析においては急速で大量の除水は避けるべきである、としている。

3　永続的な昏睡状態は血液透析を見合わせる根拠となるか？

　本症例では神経学的に極めて予後は悪いとされているが、気管挿管前の呼吸は弱いが存在している。この場合、日本集中治療医学会、日本救急医学会、日本循環器学会による"救急・集中治療における終末期医療に関するガイドライン〜3学会からの提言〜"[6]（以下、3学会合同ガイドライン）での終末期判断例の「(1) 不可逆的な全脳機能不全」には入らず、遷延性意識障害の状態と推定できる。本症例で医療者は神経学的に予後は悪いと判断しているが、生命予後まで悪いと判断しているわけではない。

表　患者または家族に対して慢性透析導入を勧めない助言を行うに際しての諸共存因子に関するガイドライン

1. 非尿毒症性認知症（dementia）
2. 転移性または切除不能な実質性腫瘍，または難治性血液疾患
3. 肝・心・肺疾患の末期状態（患者はベッドまたは椅子に終始拘束され，日常生活活動に介護を必要とする）
4. 運動能力と日常生活活動を著しくそこなう不可逆性神経疾患（重度の脳卒中，酸素欠乏性脳障害）
5. 生命維持が極めて困難な多臓器不全
6. 透析のたびに薬剤による鎮静か，器具による制動をしなければ血管アクセスを機能できない状態

(Hirsch DJ, West ML, Cohen AD, et al. Experience with not offering dialysis to patients with a poor prognosis. Am J Kindney Dis 1994；23：426-6. 大平整爾．透析非導入（見送り）と透析中止（差し控え）への一考察．透析学会誌2008；41：761-70より引用)

　1994年にHirschら[7]は独自に透析非導入基準を発表し、日本でもしばしば引用されてきた（表）。ここでは、運動能力と日常生活活動を著しくそこなう不可逆性神経疾患（重度の脳卒中、酸素欠乏性脳障害）が非導入基準の一つとして挙げられているが、日本では、こうした場合の透析の継続が患者に本当に有益であるのか否かについて医療スタッフは判断に難渋していると報告されている[8]。

　日本透析医学会は、2014年に"維持血液透析の開始と継続に関する意思決定プロセスについての提言"[9]（以下、透析医学会提言）を発表し、「維持血液透析の見合わせ」について検討する状態のなかに、「脳血管障害や頭部外傷の後遺症など、重篤な脳神経障害のために維持血液透析や療養生活に必要な理解が困難な状態」を挙げている。この部分から、集中治療患者での終末期判断とは若干ニュアンスの異なる、透析療法に関連する療養生活に配慮した特有の終末期判断が存在していることを読み取ることができる。また、この提言では、完全なものでないと注釈しながらも、参考資料として事前指示書を示している。この中でも、維持血液透析を見合わせる状況の例として「永続的な昏睡状態」が例示されていることにも注意が必要である。

　本症例ではICUでの血液透析を継続した場合に、退室後の一般病棟や地域の病院での維持透析に関連する療養生活について考慮する必要がある。このことはICUにおける医療チームの方針を検討する際に、一般病棟や透析室の医療従事者、さらには、地域の病院やケースワーカーなどの意見も十分に聞いて方針を決定する必要があることを示している。

4　治療義務の限界にあるのか？

症例提示者は「治療義務の限界にあるのではないか」と考えているが、その根拠は提示されていない。3学会合同ガイドライン[6]では、治療の限界は、終末期判断例の（3）に言及されているが、重篤な脳梗塞（JCS 300）というだけなら治療の限界にはあたらない。そもそもこの患者が救急・集中治療における終末期とするにはその根拠の提出が必要である。先に挙げたように血液透析の施行自体が病態を増悪させる可能性の面からは治療の限界について検討する余地があり、また脳浮腫の進展から脳死とされうる状態にまで脳梗塞が進展した場合も治療の限界に関して検討する必要がある。

5　日本透析医学会提言における終末期の定義について－3学会合同ガイドラインとの異同

透析医学会提言[9]は3学会合同ガイドライン[6]と基本的スタンスは同様であるが、終末期の定義として前者が採用している内容が後者と若干異なっていることから臨床現場にも影響を及ぼす可能性のある点を提示し考察する。

3学会合同ガイドライン[6]では、救急・集中治療における終末期を、「集中治療室等で治療されている急性重症患者に対し、適切な治療を尽くしても救命の見込みがないと判断される時期」とし、その判断は医療チームで行い、この後に患者・家族にそれを説明するという順序としている。しかし、透析医学会提言[9]では、終末期の定義を「厚生労働省と日本医師会第Ⅹ次生命倫理懇談会の公式見解による」とし、狭義と広義に分けて定義している。すなわち狭義は「臨死の状態で、死期が切迫している時期」と定義し、広義は「最善の医療を尽くしても、病状が進行性に悪化することを食い止められずに死期を迎えると判断される時期」と定義している。3学会合同ガイドラインの定義は、この場合の狭義に近いと考えられるが、透析医学会が広義の定義を提示していることは、透析開始や見合わせの判断を狭義の終末期以前に検討しなければならない場面に直面することが多いためと考えられる。さらに、透析医学会提言[9]では、「患者もしくは患者が意思決定できない場合には患者の意思を推定できる家族等が理解し納得した時点で『終末期』が始まる」としている。3学会合同ガイドライン[6]では終末期の判断を行う主体として

患者・家族を含めない、とは明言していないが、「医療チームが慎重かつ客観的に判断する」としているので、終末期の判断の主体に患者・家族を含めていない、と解釈するのが自然である。この差異は、文面上の違いは大きくないようにみえるが、実際の臨床現場で透析医学会提言にそって方針を決めていく際に、家族が「生命の神聖性」（後述）を重視されたような場合には、終末期開始の判断をめぐって、患者・家族との合意が困難になる要因となる可能性がある。

6 治療継続によって生命が維持できると推定できる患者が、治療を拒否する場合の判断

3学会合同ガイドライン[6]は、対象患者を終末期判断以降の場合としているので、医療チームがまだ終末期と判断しない時点での対処については記載していない。一方、透析医学会提言[9]は、まだ終末期と判断しない時点での患者・家族の希望に関して一部言及している個所がある。すなわち、「維持血液透析開始あるいは継続によって生命が維持できると推定できる患者が自らの強い意思で維持血液透析を拒否する場合には、医療チームは家族とともに対応し、治療の有益性と危険性を理解できるように説明し、治療の必要性について納得してもらうように努力する。これらの努力を行っても患者の意思決定が変わらなければ、患者の意思決定過程を理解し、その意思を尊重する」との文章である。これは医療チームが治療の必要性について納得してもらうように努力したうえでの患者・家族の意思の尊重の記載であり、患者・家族の自己決定権に関して倫理的にあるいは場合により法的に、3学会合同ガイドラインより一歩踏み込んだ記載である。実際の臨床現場では、血液透析に限らず、この種の事態に遭遇することは珍しくない。例えば、慢性閉塞性肺疾患（COPD）に罹患した患者が重症肺炎となり挿管・人工呼吸により治療可能と判断される際に、患者・家族がこの治療を拒否される場合などである。これに関連してTruogら[10]がProcedure oriented approachとGoal oriented approachについて述べている部分を以下に紹介する。

a．Procedure oriented approach

例えば心肺停止（CPA）に対して、「胸骨圧迫をしますか」、「電気ショックをしますか」、「気管挿管をしますか」、などの項目を前もって患者・家族に一つずつ聞いてチェックしていくアプローチであり、現在多くの施設で行

われている方法である。しかし、Truogらは、この質問が患者・家族を時に混乱させると指摘する。すなわち、患者・家族は、個々のProcedureよりも、「その措置は苦しいですか、痛いですか」、「もしその措置が成功しても脳の障害は残り続けますか」、「その措置が成功しても、ICUで長い闘病生活が続くのでしょうか」、というようなことが聞きたいのであって、個々のProcedureに関する質問は、まるで外国語を聞いているように感じるのではないか、と述べてられている。

b．Goal oriented approach

患者のゴール、価値観、好みをチェックリストによってではなく、物語的（narrative）に聞いていくアプローチである。すなわち、「終末期となった場合、どのような形の生存を望みますか、脳に障害が起こった場合に、どこでどのような治療を望みますか」、などを物語的に聞き、終末期になった場合に患者自身が考えるゴール、価値観、好みを医療者側が総体として把握していこうとするアプローチである。

次に医療者は個々の患者のゴール、価値観、好みを、一つ一つのProcedureに翻訳する作業を行い、医療チームでまえもって共有しておくという手続きとなる。これは、実行に多大な時間を必要とし、慣れるまでは困難を生ずることも予想される。しかし、例えば、多くの外科医が、個々の患者でまえもっての手術に関する説明時に、患者・家族の考えを聞きながら手術療法か内科的療法かを選択したり、複数の手術術式から特定の術式を選択したりする際などに、すでに多くの場合採用しているアプローチでもある[11]。

DNARのような終末期の最終段階での判断ではないが、血液透析の維持や見合わせの判断は長期の療養生活における患者のゴールと大きくかかわっている。維持透析の方針決定の場合、Goal oriented approachは、DNARの判断時よりもさらに重要性を増すと考えられる。医療チームは複数回の患者・家族との話し合いの過程で、患者のゴールを判断し、推定し、また患者も自らのゴールをより明確にすることが期待できるため、この熟慮の過程の末に患者が自らの強い意思で維持血液透析を拒否する場合はその意思は尊重されるべき、とする透析医学会提言[9]の観点は特記すべき内容と考えられる。ただし、この際にも、患者が情報不足のまま有効な治療を放棄してしまうことがないように、医療チームは治療の有益性と危険性を十分に説明することが前提であることを忘れてはならない。

7 血液透析の見合わせに関する法的問題

　現行法はこれまで、すべての命は等しく尊重されるべき、とするいわゆる生命の神聖性を重視してきた。しかし昨今の医療の進歩のもたらした種々の生命状態（例えば、遷延する重度脳障害への持続的人工呼吸や完全非経口栄養など）が存在可能となってきたことから、「生存の質」を重視すべきとの考えも国民の間に広まってきた。厚生労働省"人生の最終段階における医療の決定プロセスに関するガイドライン"[12]、透析医学会提言[9]や3学会合同ガイドライン[6]の提示はこの動きを反映するものである。これはいわゆるソフトローとして今後機能していくことが期待されているが、現行法は基本的に「生命の神聖性」の立場を踏襲してきており、あらゆる生命を同等に扱うがゆえに、患者の生存の質を重視する臨床家や患者・家族の考えと衝突してしまう事態が起こりうる現状となっている[13]。すなわち、終末期医療における措置の差し控えあるいは中止ないし終了については、刑法が明示的にこれを禁ずるがごとき定めを置いている。

　刑法199条の殺人罪の規定「人を殺した者は、死刑または無期もしくは5年以上の懲役に処する」、そして、刑法202条の自殺関与罪・同意殺人の規定「人を教唆し若しくは幇助して自殺させ、または人をその嘱託を受け若しくはその承諾を得て殺した者は、6月以上7年以下の懲役または禁錮に処する」である。もしもこれらの条項を杓子定規に適用するならば、例えば家族の同意を得たにしても患者本人の同意を得なければ殺人罪が、患者本人の同意を得たにしても自殺関与罪・同意殺人に問われないという保証は法律上は存在しないことになる[14]。このため、臨床の現場に身を置く立場からなんらかの法的指針を望む意見も根強い[13]。しかし一方では、終末期医療に関連してさまざまな微妙な難しい問題が惹起することから法制化よりもソフトローで対処することが望ましいとする意見もある[15]。末期医療に関する裁判で、少ないながらも医師の行為に対する有罪判決が出ているが、その理由は「医療の中止となる条件を満たしていない」ということであり「生命維持をやめることは、生命を意図的に終りにするから違法である」ということではない[16]。最近の判決の傾向は、司法も「生命の神聖性」を堅持しつつも「生存の質」の立場も色濃くしてきていると考えられる。

8　生きることのかかわりにおける個人差

　終末期医療での生きることのかかわりについての国民の意識は問題にされなければならない。厚生労働省の「終末期医療に関する意識調査等検討会」は、満20歳以上の一般国民5,000名（国勢調査から無作為抽出）、医師3,300名、看護職員4,300名、介護施設職員2,000名、施設長4,200名を無作為に抽出し、人生の最終段階における医療に関する意識を調査し、2016年3月に報告している[17]。

　この中で「回復の見込みがなく徐々に死に至る」とされている6ケースを例示して意見を聞いているが、3ケースが集中治療と特に関連していると思われるので引用する。

①重度の心臓病で、身の回りの手助けが必要であるが、意識や判断力は健康なときと同様のケース
②交通事故により半年以上意識がなく管から栄養を取っている状態で、衰弱が進んでいるケース
③交通事故により心肺停止となったのち蘇生したものの、2週間を経過した時点で意識はなく人工呼吸器と点滴を受けているケース

結果は、
①呼吸困難時に人工呼吸を望むのは国民の10.7%、医師の6.2%、看護師の1.4%である。CPA時に心肺蘇生（CPR）を望むのは、国民の15.8%、医師の5.2%、看護師の1.9%である。
②呼吸困難時に人工呼吸を望むのは国民の9.0%、医師の5.2%、看護師の2.0%であり、CPA時にCPRを望むのは、国民の10.5%、医師の3.9%、看護師の1.6%である。
③人工呼吸の質問はなく、また人工呼吸停止、CPAに関しても質問がない。

　重症心不全でも意識や判断力は健康なときと同様である①においての人工呼吸およびCPRの希望が、遷延性意識障害の②におけるそれとともに少ないこと、が注目される。あるいは、「回復の見込みがなく徐々に死に至る」、という前提が結果に影響を及ぼしたのかもしれないし、回答者が健康な状態で聞いているので、実際に終末期に遭遇した場合には考えが変化する可能性も大きいが、医師、看護師にも聞いているので人工呼吸や蘇生に関する知識が回答者に足りないと判断することは難しい。DNARに関しても、重症心不全で意識や判断力の良い①においても、国民の70.4%、医師の87.8%、看

護師の92.8％がDNARを望んでいる結果となっている。ここから読み取れるのは、国民の意識は総じて、「生命の神聖性」よりも「生存の質」のほうに大きく傾斜した志向を示しているのではないか、ということである[11]。

しかし、一方で、集中治療の現場では、「1分1秒でも長く生きたい。たとえ意識がなくなっても、お金がかかっても、最後まで生にかかわりたい」という患者・家族に遭遇することは稀ではない。さらに、愛情を注いで育ててきた子どもが不幸にも終末期に至ってしまうような場合、その希望を出す両親は多い。この考えについても長年の集中治療の経験を踏まえると医療者として十分に納得のいく状況が存在する。実際の臨床現場では、患者・家族の生へのかかわり方には大きな振幅が存在していることを銘記すべきである[8]。

 ## アプローチ例

本症例は、透析医学会提言[9]にそって進めるのが妥当であろう。今回は、維持血液透析患者が重篤な脳梗塞を発症した場合の透析見合わせの判断が当面の課題となっている。当然、救急・集中治療における終末期と判断される時期に至った場合は、3学会合同ガイドライン[6]を援用することになる。

a．患者の推定意思

まずは、家族との話し合いの中で、患者の推定意思を確認することが必要であり、それらが確認された場合には、尊重することが重要である。本症例では、事前指示の有無が提示されていないので、患者の推定意思の存在の確認がまずなされなければならない。20年間の維持血液透析患者であるので、患者・家族と長年お付き合いのあった主治医（例えばクリニックの医師）や福祉担当者にも話し合いに入ってもらうことが望ましい。

b．患者の意思が確認できず、推定意思も確認できない場合

家族らと十分に話し合い、患者にとって最善の治療方針をとることが基本となる。医療チームは、家族らに透析を見合わせた場合の予測される経過、透析施行が患者の脳浮腫と生命予後を悪化させる可能性、透析を維持した場合の病院での療養生活などに関して説明し、家族らの考えを聞き、意思の決定ができるように支援する。

c．家族らに判断能力がない場合や合意に至らない場合

透析が患者の生命予後を延長させると医療チームが判断した場合は、期間を限定した透析療法を行うことを考慮する。透析が患者の生命予後を悪化させる、あるいは透析を安全に施行できないと判断した場合は透析の施行を見合わせる。もし、当面透析を見合わせた場合でも、患者の病態の推移や患者・家族の意思の変化から、状況に応じて透析を再開する可能性があることにも留意すべきである。

d．患者に家族がいない場合、血縁者から一切の連絡を拒まれている患者など

自治体の福祉担当者などを家族と同義に扱う。医療チームは透析の見合わせに関して、患者にとって最善の対応となるように判断する。

まとめ

維持透析患者の脳梗塞発生率は、1997年の報告では非透析群の2倍で脳出血発生率は約8倍との報告がある[18]。しかし、一方では、脳梗塞が増加傾向にあることが明らかにされ、その背景には、新規導入患者の高齢化、糖尿病患者の増加などが関与していると想像される[19]。維持透析患者が重篤な脳梗塞を発症した場合の対処法としては、透析医学会提言[9]にそって進め、救急・集中治療における終末期に達した場合は3学会合同ガイドライン[6]にそって進めるのが妥当である。しかし、その実際の運用にあたっては、各提言やガイドラインの内容における微妙な差異や患者・家族の意向、時には法的問題をも考慮した対応が必要であり、場合により施設の倫理委員会での検討も勧められる。患者の病態に応じて、それを個々の症例にどう適用し、患者・家族から信頼を得られる対応ができるかどうかは、その場面に直面した個々の医師の診療能力と人間性にかかっている。患者への最善の利益とは何かという問いかけを中心課題として、読者諸氏が個々の患者の終末期に対応されることを願って稿を終える。

（この論考は、日本集中治療医学会倫理委員会での議論および個々のメンバーとの討論を参考に執筆した）

【文　献】

1) Fissell RB, Bragg-Gresham JL, Lopes AA, et al. Factors associated with "do not resuscitate" orders and rates of withdrawal from hemodialysis in the international DOPPS. Kidney Int 2005；68：1282-8.
2) 大平整爾．日本における透析中止の現況とあり方．臨牀透析1998；14：1341-7.
3) 馬場園哲也，八尾建史，平田幸正ほか．血液透析が誘因となって出血性脳梗塞をきたしたと考えられた糖尿病性腎不全の1例．透析会誌1989；22：1007-10.
4) 小林祥泰，田崎義昭，神田　直ほか．出血性脳梗塞の臨床的検討．脳卒中 1979；1：351-9.
5) 日本透析医学会．血液透析患者における心血管合併症の評価と治療に関するガイドライン．透析会誌2011；44：337-425.
6) 日本集中治療医学会，日本救急医学会，日本循環器学会．救急・集中治療における終末期医療に関するガイドライン～3学会からの提言～．http://www.jsicm.org/pdf/1guidelines1410.pdf（2017年4月閲覧）
7) Hirsch DJ, West ML, Cohen AD, et al. Experience with not offering dialysis to patients with a poor prognosis. Am J Kidney Dis 1994；23：463-6.
8) 大平整爾．透析非導入（見送り）と透析中止（差し控え）への一考察．透析会誌2008；41：761-70.
9) 日本透析医学会．血液透析療法ガイドライン作成ワーキンググループ，透析非導入と継続中止を検討するサブグループ．維持血液透析の開始と継続に関する意思決定プロセスについての提言．透析会誌2014；47：269-85.
10) Truog RD, Waisel DB, Burns JP. DNR in the OR：a goal-directed approach. Anesthesiology 1999；90：289-95.
11) 貝沼関志．集中治療領域における終末期・緩和医療の現在と今後．ICUとCCU 2016；40：771-8.
12) 厚生労働省．人生の最終段階における医療の決定プロセスに関するガイドライン．http://www.mhlw.go.jp/file/06-Seisakujouhou-10800000-Iseikyoku/0000078981.pdf（2017年4月閲覧）
13) 大平整爾．維持透析の見合わせ：個人的回顧とオーバービュー．透析会誌 2012；45：1099-103.
14) 井上清成．終末期医療と法．Intensivists 2012；4：29-34.
15) 甲斐克則．日本における人工延命措置の差控え・中止（尊厳死）．甲斐克則，谷田憲俊編．安楽死・尊厳死．東京：丸善；2013．p. 127-48.
16) 大平整爾．透析療法における終末期医療・ケアと望ましい死．―豊かな生の総仕上げを目指して―．透析会誌2015；48：569-75.
17) 厚生労働省．終末期医療に関する意識調査等検討会．人生の最終段階における医療に関する意識調査報告書．http://www.mhlw.go.jp/bunya/iryou/zaitaku/dl/h260425-02.pdf（2017年4月閲覧）
18) 加藤裕司，棚橋紀夫，荒木信夫ほか．慢性透析患者に発症した急性期脳梗塞の

臨床的検討. 脳卒中 2007；29：451-6.
19) Toyoda K, Fujii K, Fujimi S, et al. Stroke in patients on maintenance hemodialysis：a 22-year single-center study. Am J Kidney Dis 2005；45：1058-66.

〈貝沼　関志〉

4 交通外傷による重篤な脳障害、頸髄損傷への対応

　20歳の女性。軽自動車を運転中、対向するトラックと正面衝突した。脳挫傷、頸髄（C2-3）の損傷で自発呼吸はなく人工呼吸管理を施行した。1ヶ月経過した時点で、自発呼吸はなく、四肢麻痺、意識レベルはJCS 300である。今後の脊髄神経学的予後を説明したところ、家族から人工呼吸器の取り外しを含めた治療の中断を希望された。主治医チームで検討した結果終末期と判断し、病院の倫理委員会に図ったところ、人工呼吸の中断は認められないということであった。
　どのような対応をすべきか。

 問題点

　本症例における法的倫理的問題を簡単にまとめると、以下の3点が挙げられる．
　①外傷性脳挫傷、頸髄損傷（C2-3）の受傷1ヶ月後でも自発呼吸がなく、四肢麻痺で意識レベルはJCS 300
　②今後の神経学的予後の説明後、家族は人工呼吸器の取り外しを含めた治療の中断を希望した。
　③主治医チームで検討した結果、終末期と判断したが、病院倫理委員会は人工呼吸の中断は認められないと回答

 解　説

　本症例は外傷性脳挫傷、頸髄損傷（C2-3）の受傷1ヶ月後でも自発呼吸がなく四肢麻痺の状態にある。
　ここで医学的評価として大切なことは、自発呼吸のない病態が、脳挫傷の結果至った全脳機能不全による脳死と思われる状態によるものなのか、頸髄

損傷のための自発呼吸消失なのかということである。頸髄損傷ではC4レベルより高位の損傷では自発呼吸がみられなくなり脳死に類似した病態を呈するため[1]、脊髄神経学的予後の説明にあたっては、画像、神経生理学的な検査により医学的評価を十分に行っておく必要がある。それがなされたうえでの予後説明を聞いた家族からの治療中断の希望があったことを前提とする。

1 救急・集中治療における終末期医療に関するガイドライン～3学会からの提言～

2014年11月に日本集中治療医学会、日本救急医学会、日本循環器学会の3学会合同で作成された"救急・集中治療における終末期医療に関するガイドライン～3学会からの提言～"[2,3]（以下、3学会合同ガイドライン）は、家族の一員を失う患者家族の悲嘆を慮り、その一方で患者の尊厳をそこなわず、患者がよりよい人生の最期を迎えるためのプロセスを示すガイドラインとして作成された。患者の意思が不明の場合は医療者と家族がともに患者本人の「最善の利益」を考えることとしている[3]。

このガイドラインにおける「終末期の定義と判断の例の一つ」として、「生命が人工的な装置に依存し、生命維持に必須な複数の臓器が不可逆的機能不全となり、移植などの代替手段もない場合」が挙げられており、本症例はこの定義に該当する終末期といえよう。ただし、こうした終末期の判断は、直感的なものであったり、一概に述べられるものではなく、医療・ケアチームがプロフェッショナルとして慎重にかつ客観的に判断することが求められる。

終末期と判断したら、医療チームは患者および患者の意思をよく理解している家族や関係者に対して、患者の病状が絶対的に予後不良であり、治療を続けても救命の見込みが全くなく、これ以上の措置は患者にとって最善の治療とはならず、かえって患者の尊厳をそこなう可能性があることを説明し理解を得る。その結果、患者の意思や事前指示や推定意思がある場合は、それを尊重することを原則とし、それらがない場合は患者にとっての最善の治療を選択するように家族らと話し合っていくこととしている[3]。

将来、患者の自己決定権に今よりも強い拘束力が認められるようになり、かつ患者意思を伝達する家族らの意思決定の重みがしだいに増して行くことも予想される。しかしながら重要なポイントは「家族の希望を最大の決定因子にするのではなく、患者の最善の利益を考えること」にある。

延命措置を減量、または中止する場合、どの医療措置を選択する場合であっても、患者や家族らに十分に説明し合意を得て進めること、また、いずれを選択した場合も緩和ケアを行い、治療の差し控えや中止はいつでも撤回できることを家族らに説明する。

この3学会合同ガイドライン[2]では、医療チームがその専門性に基づき、医療倫理に関する知識や問題対応に関する方法を修得することを求めている。最も大切なことは、医療チームが真摯に患者・家族らと十分に話し合いながら、患者の人生の最終段階における最善の医療のあり方を求めていく姿勢であろう。

2 医療倫理の四原則の観点からの考察

さて、本症例における倫理的な問題はどこにあるのであろうか。医療倫理四原則である、①患者の自律性の尊重（respect for autonomy）、②無危害（non-maleficence）、③善行（beneficence）、④正義・公正（justice）の観点から考察してみる[4,5]。

①患者の自律性の尊重原則

本症例では頭部外傷による脳挫傷受傷1ヶ月が経過した時点でもJCS 300と深昏睡状態であり、患者本人の意思確認は不可能である。

交通事故という突発的な出来事であり、患者本人の意向がわからない場合は、リビング・ウイル（living will）などの事前指示や、家族による患者の推定意思に従うこととなる。本人だったらどのように考えるか、また、以前から死生観などについてどのような考えや言動を家族に伝えていたかの情報を得る努力をする。もし、「どんなことをしても延命治療を希望する」といった考えをもっていたとしたならば、人工呼吸器の取り外しを含めた治療の中断を行うことは、患者の自律尊重の原則に反してしまうことになる。また、「受傷して1ヶ月が経っても意識が戻らないし、自発呼吸も出ないのだからもうだめだろう」という感覚的、直感的な理由から方針を決定するのであれば、患者の意思を推定することをそもそも省略してしまっていることとなる。こうした場合、患者の意思を推定して導かれる家族の意向が、前述したように最大の決定因子とはならないが、個々の臨床現場では重要な判断材料の一つとされる。このように、患者の自律尊重原則は、患者の意思確認の方法が限られる救急・集中治療の場面では大きな倫理的葛藤を生ずる課題となり続ける。

②無危害原則と③善行原則

善行原則は、「医学的に最良の判断に基づき、患者の利益になることを行うべき」とする考え方であり、本症例のように本人の意向がわからない場合には、「患者の最善の利益になる医療を行うこと」が支持されることとなる。

無危害原則は「患者に有害なことをしてはならない」という考え方である。

注意しなければならない点は、「患者にとっての最善の医療」や「患者の不利益となるような医療」のとらえ方は、患者（また家族ら）の求めるゴールによって異なるということである。例えば患者が「どのような苦痛を我慢しても1分1秒でも長く生きていたい」と考えていたと仮定した場合、直感的に質的無益に思われる人工呼吸や昇圧薬の投与継続は、最善の治療になりうる。しかしながら、もし患者が「人工的に生かされているくらいなら、苦痛の緩和をしてほしい」と考えているのであれば、それらの治療継続は善行原則に反しているだけでなく、無危害原則にも反することになってしまう。患者本人のゴールが不明であれば、救命のために最善の治療を行うことが善行原則および無危害原則に基づいた方針となるであろう。

本症例では突然の事故による結果であるから、患者自身の求めるゴールは不明であり、人工呼吸を含めた医療行為は善行原則にも無危害原則にも反していないと考えられる。では、家族らが治療の中断を求めたのにもかかわらず治療継続することは、善行原則、無危害原則に反しないのであろうか。迷ったときは救命の努力を最大限行うことは医療従事者としての大原則ではあるが、受傷後1ヶ月経過しても意識の改善は得られず、自発呼吸も出現しないのであれば、すでに医学的に質的無益であることも理解されるはずである。また、救命の限界という消極的な理由で人工呼吸器を取り外した場合と緩和の観点から積極的に人工呼吸器を取り外した場合では、のちに家族や医療従事者が感じる心理的負担は大きく違う可能性がある。

④正義・公正原則

限られた医療資源を本当に必要な患者に優先的に分配するというのが正義原則である。

人工呼吸の継続が医学的に不毛であることがわかっているにもかかわらず人工呼吸を継続した場合、集中治療という多くの人手を必要とする医療行為が行われることによって、本来人手が必要であるはずの他の重症患者が不利益を被るという可能性があり、正義原則に反していると考えられる。

これらの医療倫理の四原則はどんなケースにおいても尊重されるべきであるが、絶対に守らなければならない原則ではないのだということには留意する必要がある。すべての原則を可能なかぎり尊重しつつも、それぞれのケースにおいてどれを優先するのかを決める必要がある。「原則が問題を解決するのではなく、人が問題を解決する」のであるということを忘れてはならない[4]。

3　本症例における病院倫理委員会の判断

　今回の症例では医療チームで患者の終末期の判断を行い、病院倫理委員会に問題提起しているが、その回答は人工呼吸の中断は認められないというものであった。この倫理員会の回答の背景には次のものがあろう。

　治療中止の問題においては、治療不能な病気にかかって死期が迫り、意識を回復する見込みがなくなった患者について、治療を中止する行為が適法であるかどうかが問われてくる。本症例のように、人工呼吸を含む治療中止の場面においては、安楽死とは異なり、「苦痛からの解放が問題になっていない」かわりに、その行為が生命維持治療の中止という、「より消極的、受動的なもの」であるところに特色がある。本症例のように、身体的苦痛が認められないと思われるケースにおける治療中止については、どのようにしてこれを適法とするかは大きな問題となる。そうした法的な背景から、今回の病院倫理委員会のような回答がなされる場面も多いのではないかと推察される。

　しかしながら、患者の自律尊重原則の観点からすると、積極的に「生命をすてる」ことへの自己決定というのではなく、「これ以上の不自然な生を強制されないことへの自己決定（生のおしつけを拒否する、防衛的な自己決定）」を問題としているのであり、患者の自己決定として尊重すべき事項なのだといえるのである[6]。

 アプローチ例

1　臨床倫理（ジョンセン）の四分割法による症例の検討

　こうした倫理的問題を解決するうえで有用となるツールとして臨床倫理の四分割法がある。この四分割法は臨床ケースの倫理的問題を分析するのに用

①医学的適応（Medical Indication）	②患者の意向（Patient Preferences）
・脳損傷と頸髄損傷のため意識障害が遷延し自発呼吸もなく，今後も人工呼吸器に依存した状態が予想される	・意識障害のため患者自身の意向はわからないが，家族は治療の中断を求めている
③QOL（Quality of Life）	④周囲の状況（Contextual Features）
・人工呼吸器に生命が依存している	・ICUでの継続加療が必要，家族の経済的・身体的負担，など

図　臨床倫理（ジョンセン）の四分割表

〔アルバート・ジョンセンほか．赤林　朗，蔵田伸夫，児玉　聡監訳．臨床倫理学（第5版）．東京：新興医学出版；2006 の臨床倫理の四分割表に本症例を記入〕

いられる方法であり、①医学的適応（Medical Indication）、②患者の意向（Patient Preference）、③QOL（Quality of Life）、④周囲の状況（Contextual Features）の4つに分割される。本症例を臨床倫理（ジョンセン）の四分割表に簡単に分割記載すると、図のようになる。

これらをさらに深く書き込んでいくことにより、ケースの詳細についての理解が深まり、病院倫理員会などでも、倫理的問題を掘り下げることにより、どうするべきかがより明確になることが期待される[7]。

2　3つのアプローチ

そうしたうえで、治療中止の問題解決のための3つのアプローチを行っていく[6]。

先ず、本人の自己決定権を根拠として治療中止の適法性を判定する、もしくは家族の意思決定（患者本人の推定的意思にかなうため）を尊重する。治療中止を求める自己決定である限り、積極的に生命をすてる自己決定ではなく、「それ以上の生を強要されないことへの自己決定」、いわば「防衛的な自己決定」が問題となる。このように、「自己決定の中には防衛的自己決定がある」とする見解は妥当な方向を示すものと考える。

次に、治療義務の限界を越えたところで行われる治療中止は違法とはならないことを根拠に治療中止の適法性を肯定しようと考える。医師が「患者の最善の利益」を考慮しつつ治療行為の中止を行ったときにはこれを適法とするというものである。

最後に、手続的アプローチとして、治療中止に至るまでの手続きの有無を重視する。これは、終末期医療とケアにかかわる重要な決定についてその手

続きをガイドラインとしてあらかじめ策定しておき、客観化されたルールに依拠して決定を行っていこうとするものである。その手続面の保障にあたっては、3学会合同ガイドラインが示すように、「多専門職種の医療従事者から構成される医療・ケアチームによって、医学的妥当性と適切性を基に慎重に判断する」ことや「治療方針の決定に際し、患者・家族と医療従事者とが十分な話し合いを行い、患者が意思決定を行い、その合意内容を文書にまとめておく」ことが重視されている。とりわけ、1人が独断で行動するというのではなく、異なった学識や経験をもつ複数の人がそれぞれの立場から同一のケースにつき検討し意見を述べあうことにより、病院倫理委員会が出す決定内容の質も高まることが期待される[7]。

まとめ

　医療倫理の四原則に則り、本症例のように患者本人が意識障害のために自己決定ができない場合の本人の意思推定を家族らとともに行うこと、無危害原則、善行原則から、患者の最善の利益となっているか、患者に有害なことを行ってはいないか、正義・公正原則の観点はどうか、またそれらの対立をどう考えていくか演繹的に思考していく。病院倫理委員会からの回答が家族を含めた医療チームの結論から乖離したものであった場合は、臨床倫理の四分割表を用いて再度倫理委員会での検討を促す手続きをするべきと思われる。

【文　献】

1) Shewmon DA. Spinal shock and 'brain death': somatic pathophysiological equivalence and implication for the integrative-unity rationale. Spinal Cord 1999；37：313-24.
2) 日本救急医学会，日本集中治療医学会，日本循環器学会．救急・集中治療における終末期医療に関するガイドライン～3学会からの提言～．2014. http://www.jsicm.org/pdf/1guidelines1410.pdf（2017年4月閲覧）
3) 氏家良人．終末期医療に関するガイドライン．前田正一，氏家良人編．救急・集中治療における臨床倫理．東京：克誠堂出版；2016. p. 95-106.
4) 児玉　聡．倫理学の基礎と医療倫理の四原則　前田正一，氏家良人編．救急・集中治療における臨床倫理　東京：克誠堂出版；2016. p. 1-12.
5) 水野俊誠．医療倫理の四原則．赤林　朗編．入門・医療倫理（Ⅰ）（改訂版）．東京：勁草書房；2017. p. 57-72.
6) 井田　良．安楽死と治療中止．前田正一，氏家良人編．救急・集中治療における臨床倫理．東京：克誠堂出版；2016. p. 95-106.
7) アルバート・ジョンセンほか．赤林　朗，蔵田伸雄，児玉　聡監訳．臨床倫理

学(第5版)―臨床医学における倫理的決定のための実践的なアプローチ. 東京：新興医学出版：2006. p. 244-7.

（橋本　圭司）

5 小児の急性脳症による重篤な全脳浮腫症例における終末期の対応

　5歳の女児。既往歴に特記すべきものはない。発熱を伴う突然の痙攣重積ののち、昏睡状態に陥った。頭部CTにて著明な脳浮腫が認められた。インフルエンザ迅速抗原検査陽性であり、その他の所見も含めインフルエンザ感染に関連した急性脳症と診断した。低体温療法など考えられる治療を施行したが、ICU入室7日目に両側瞳孔散大固定、自発呼吸消失、平坦脳波となった。両親には予後についての確定的な話はまだされていない状態で、現状ではできるだけの治療を望んでいる。
　今後、どのような対応をすべきか。

解説・問題点

　脳死に陥った小児において、日本では従来、正確な脳死の診断がなされず、また予後が絶対的に不良であることが家族に伝えられないまま、延命治療が続行されてきた。
　一方、小児の脳死下臓器提供が可能になり、また2014年に上梓された、日本集中治療医学会を含む急性期医療にかかわる"救急・集中治療における終末期医療に関するガイドライン～3学会からの提言～"（以下、3学会合同ガイドライン）[1]にて小児～成人の区別なく脳死は終末期であるという考え方が提唱される中、小児の脳死患者に対する診療は大きな転換を迫られている。以下に、後述の「アプローチ例」で示される内容について、読者が疑問に感じると思われる問題点を整理し、解説を加えた。

1 終末期の認識と共有

　診療上、両側瞳孔散大固定、自発呼吸消失、平坦脳波、頭部CTでの全脳浮腫と脳ヘルニアなどの、重度の中枢神経障害を示唆する所見が認められた

場合は、患者が脳死に陥った可能性があることを速やかに認識しなければならない。そして、当該患者に施行している集中治療については可及的速やかに正常の状態へと復帰させ、その条件下で確実に中枢神経の機能評価をしなければならない。このことは従来小児患者においては曖昧にされてきた。しかし、脳死は終末期と定義され、またその場合に臓器提供の可能性も存在するようになった現在では（後述）、「脳死」をきちんと診断し、そのことを医学的事実としてしっかり家族に伝えることがわれわれ医療者にとって大切な職責となった。目の前に存在する、終末期に陥ってしまった患者から目をそむけてはならない。

　正確な脳機能の評価なしに、脳死かどうかを曖昧にしたまま、従来のように「（いわゆる）脳死（に近い）状態（の可能性がある）」という説明に終始すると、家族に「万が一助かったら、障害が残ったとしても生きていけるかも知れない…」という誤解を与えてしまう。またこの誤解は、この後に控えている脳死と看取りにかかわる厳しい選択を家族が納得してくぐり抜けていくためには悪影響しか与えない。

2　脳死の診断について

　誤解すべきでないのは、ここで行う脳死の診断は、「法的脳死判定」によるものではないということである。「法的脳死判定」を行うのは移植に関係した法的判定のときのみであるが、"厚生労働省保健医療局長通知「臓器の移植に関する法律」の運用に関する指針（ガイドライン）"には、臓器提供の意思にかかわらず治療方針の決定のために「一般の脳死判定」[2]を行えることが記載されている。これを根拠として、この時点での脳死の診断を行う。

　そして、脳死と判断すれば、家族に「脳は不可逆的に機能を喪失し、回復することはない」と明確に話す。家族に「万が一でも治る見込みはないのですか…」と泣かれたとしても、「見込みはありません」と断ずる覚悟が必要である。ここでは医学的事実をしっかり伝え、家族にそれを理解させることが何より大切である。ここでもし家族に、「回復可能性あり」という誤解が生じると、終末期でありながら家族が延命措置を望み続けるという事態に陥る。子どもの命の回復を願わない家族はいない。わが子の死が迫っていたとしても、「治療を止めて下さい」と言える家族は稀である。だからこそ、小児患者の場合には特に、医学的事実をしっかり伝え、家族にそれを理解させることがいっそう重要となる。

3　脳死の告知

　小児の脳死患者の家族に対して、「脳死は不可逆的な脳機能の喪失、回復することはない」と言い切れない医療者の立場には大きく分けて2つある。一つは「経験がなくて、言い切れない」という場合、もう一つは「経験の中で長期脳死患者の診療をしたため脳死は死ではないと考える」という場合である。

　前者の場合は、重篤な小児の救急患者を救命治療の段階で早期にPICU（小児集中治療室）などの特定の施設に集約化させることが一つの解決策となる。そのような施設で研修を行えば、重篤な患者を数多く診療する中で小児患者の死亡、さらには脳死を経た死亡を数多く経験することとなる。それにより、亡くなりゆく患者の家族への支援についての診療手技を獲得することができる。少子化が進む今後の社会の中で、救命のための小児医療の集約化を進める一方で、看取りのための経験も集積されることになる。

　後者の場合は、その医療者の経験の中での「長期脳死」とはどのようなものなのか、今一度考えてみる必要がある。小児の脳死下臓器提供が可能になり、小児の脳死が明確に定義され、また3学会合同ガイドラインにて脳死が終末期であることが示される以前は、日本には小児の脳死患者に対する明確な診療の指針はなかった。前述のように、脳死の正確な診断が行われず、また家族に予後に関する正確な説明がなされず、ましてや延命措置の是非について検討されることはなく、医療的介入が続けられた。その結果、いわゆる「長期脳死」と呼ばれる状態の患者が多く生み出された。旧厚生省の班研究報告書の定義[3]によると「臨床的に脳死と判定されてから生存期間が30日以上」であれば長期脳死といわれる。過去にこの「長期脳死」の患者が発生した経緯には、2つの原因がある。一つは日本にそれまで明確な小児の脳死の定義が存在しなかったこと、もう一つは脳死が終末期であるという概念がなく、延命措置が続行されたこと、である。これにより、人工呼吸を継続し、延命措置を継続すると、特に若年者である小児患者の場合には心停止までの時間が延長し、場合により数年以上にわたることが報告されたのである。また、正確な脳死の診断がなされていないため、この「長期脳死」患者の集団には、医学的な脳死以外の患者も含まれている。このため、長期の経過の中である程度の神経学的な回復がみられたという報告も残された。これらの事項より、脳死の小児は長く生きられる、そして回復しうる、つまり死ではな

い、という誤解を医療者のみならず一般市民にも与えることになってしまった。

医療制度、時代の状況が違う中で、過去の経緯を非難する意図は一切ない。しかし今後は「小児の看取り」という観点に立ち、終末期の小児患者の尊厳を守るため、正確な脳死の診断を行わず、家族にその予後についての説明をすることなく、積極的な治療を続行し、「長期脳死」へと移行していく事態は避けるべきであると考える。

もちろん「家族の気持ちを思うと厳しいことを言い出せない」という医療者の心理は理解できる。しかしそれを乗り越え、言い難きことも話し、家族の理解を得なければ、その後の終末期医療の話に進むことはできない。医療者自身が「家族が動揺するから」「話しづらい」と医学的に不良な予後を家族に伝えずに逡巡する時間は、実際には家族にとってはなんら情報のない不安な時間に過ぎず、家族の「考える時間」を奪うだけである。これは何の利益にならないことを知るべきである。家族にとっては予後が不良なことを伝えられて初めて、その受け入れのプロセスが始まる。家族にとって、特に最愛の子どもの死の受け入れ自体が困難で、時間のかかるものであることは明白である。その意味でも、予後不良の事実は医学的に明らかになれば遅滞なく家族に伝えられるべきである。

 アプローチ例

1 脳死である可能性が高いことを明確に家族に伝える

まずは診療上認められた、両側瞳孔散大固定、自発呼吸消失、平坦脳波、頭部CTでの全脳浮腫と脳ヘルニアなどの、重度の中枢神経障害を示唆する所見および考えられる予後について、家族に説明を行う。説明の中で、重篤な神経学的後遺症を負うという話のみならず、脳死である可能性が高いことについても言及する。そしてまた、脳死とは不可逆的な脳全体の機能喪失であり、その場合には回復の可能性がないことについて明確に話しておく。

さらに、今後の診療方針として、まずは正確に脳の機能を評価する必要があることを伝える。そしてそのためには、今後、これまで行ってきた集中治療としての体温、鎮静、電解質管理などを正常の状態に復していく必要があることを話す。そして、正常に復してしばらくののち、改めて正確な脳死の

診断を行うことを伝える。

2　家族への支援

1で、診療経過上初めて、家族に救命の可能性がなくなり生命の危険が切迫していることを伝えた。これまで、救命を信じ続けていた家族の心中には大きな悲嘆の感情が生じると思われる。このような重要な説明の後には、常に医師との対話の門戸は開かれており、いつでも繰り返し説明を行えることを伝える。また、その後の面会の際のベッドサイドでの家族と看護師との会話の中からも、家族の心の動きを察知して対応につなげるよう努力する。場合により、診療にかかわらない第三者のスタッフ（医療ソーシャルワーカーや臨床心理士など）と家族との対話も、希望により随時行えることを伝える。

3　脳死の告知

医学的な中枢神経の機能の評価を行い脳死と診断された場合には、家族に対し脳死の告知を行うことになる。この時点では、後で関係する臓器提供についての意思は不明なため、「法的脳死判定」ではなく「一般の脳死判定」[2]を行う。そして、脳死と診断すれば、家族には「脳は不可逆的に機能を喪失し、回復することはない」と明確に話す。脳死は回復不可能な脳全体の機能喪失であるとしっかり伝えることがまず重要である。そして、「脳死になった人間の体の他の臓器には、今行っている人工呼吸を続けていると当面酸素が供給され、その機能は維持される。しかし脳からの神経やホルモンによる刺激が失われるので、長く機能を維持することはできず、やがて機能を失う。心臓も弱って動きを止めることになる」と話す。そして残念ながら、人工呼吸で体が維持されている間に、脳死となった脳が機能を回復することはない、目を覚ましたりすることはないと、しっかり伝えることが肝要である。また、人工呼吸を続けていく中での、心臓が停まるまでの時間はその患者次第であり、診断の時点では予測しがたいことも伝える。

4　家族の「脳死」の受け止め

この後、臓器提供に関する家族の意思確認を行う。そして、その回答によって診療を進めることになる。しかしまずは、最愛の家族が治療の甲斐なく脳

死に陥ってしまったこと、さらにその前提としてそもそも「脳死」とは何なのかについて家族に理解をさせなければならない。「死」といわれても、患者は昨日と同様ICUで安らかに眠っているように見え、手足に触れると暖かいのであるから、家族がその実感を得ることは容易ではない。

　診療上は時間が徒に経過することはあまり好ましくはないが、ここは家族にとって最愛の子どもの脳死を受け止めるために、ある程度の時間をとる必要がある。具体的には、脳死の告知のあと、いったん面談を中断し、家族の反応をみながら、続く話の再開のきっかけを模索する。この中断時間をどの程度とるかはその家族の反応次第であり、その場で次の話に移る場合もあれば、数日の時間をとることもある。

5　臓器提供の意思確認

　家族が脳死を「受け入れ」られないまでも、少しでも「受け止め」られたと判断したならば、次に虐待の否定などの適応条件がそろった場合には臓器提供の意思確認を行う。

　「受け止め」られた、とは、具体的には家族が明らかに感情的でなく、医療者からの説明を受けられる状況であり、かつ4で説明した「脳死」についてある程度理解をしていることが条件である。面会の際などに悲嘆に暮れているだけではなく、「脳死と診断されたこの子は、この先どうなるのか？」という心情の発露が家族から見てとれれば、それが次のステップに進む契機となりうる。

　臓器提供の意思確認については、提供側の負担を軽減して提供数を増やすという移植医療側の意図において、現場の医師以外（移植コーディネーターなど）がこれを行う形への変更が、世界的な潮流となりつつある。この流れを否定はしないが、われわれ集中治療医は臓器提供を受ける側の集中治療の成果も知っており、また提供側の家族の悲嘆も知っている。提供側の家族の残した言葉、「こどもの命は尽きましたが、この子の体の一部が誰かを助け、この子の生きられたはずの時間、存在してくれることは幸せです」という心情吐露を知れば、現場で第一線にある集中治療医から家族への真摯な説明は、自然と自発的に行いうるものと考える。

　いずれにしろ、脳死となった患者の終末期の臨床においては、ここに「家族への提供意思の確認」という、ある意味患者本人および家族への終末期医療の提供とは異質なプロセスが介在する。

6 終末期の対応

a. 臓器提供を行うとき

家族が臓器提供を承諾した場合、移植コーディネーターが介入し、彼らの主導のもとに、法的プロセスを進め、患者診療、家族ケアを行っていく。この詳細については、本書の範疇を超えるので、臓器移植の分野の成書など[4]を参照していただきたい。

b. 臓器提供を行わないとき

臓器提供の意思がない場合は、その後の診療について家族とよく話し合う必要がある。

3学会合同ガイドラインでは、脳死は終末期と定義されている。

日本でも脳死体からは家族の同意があれば臓器提供が可能であり、法的脳死判定を行って死亡診断がされ、個体の死であると判断される。一方で、臓器提供に家族の同意がない場合は法的脳死判定を行わないため、法的には個体の死とは認められない。ただ重要な点は、家族の臓器提供の意思にかかわらず、その個体の生体としての状態は変わらないという医学的、科学的な事実である。この、医学的には脳死だが法的には死亡と扱われない状態の患者をどう考え、どのような医療を提供するべきだろうか。3学会合同ガイドラインではこれを終末期と定義している。脳死下臓器提供に関して、家族の同意があるときのみ脳死が人の死となるという世界に類をみない唯一の法制度をもつ日本での、混乱する現場に一つの医学的整合性をもたらすガイドラインであると、これを評価したい。

さらにこの3学会合同ガイドラインより引用すると、「終末期と判断した後の対応としては、家族らと十分に話し合い、患者にとって最善の治療方針をとることを基本とする。医療チームは、家族らに現在の状況を繰り返し説明し、意思の決定ができるように支援する。医療チームは家族らに総意としての意思を確認し対応する」とある。

次に、それでも家族が積極的な対応を希望している場合には、以下のような方法をとることが推奨されている。続けて引用するが、「家族らの意思が延命措置に積極的である場合、あらためて『患者の状態が極めて重篤で、現時点の医療水準にて行い得る最良の治療をもってしても救命が不可能であり、これ以上の延命措置は患者の尊厳を損なう可能性がある』旨を正確で平

易な言葉で家族らに伝え、家族らの意思を再確認する。家族らの意思の再確認までの対応としては現在の措置を維持することを原則とする。再確認した家族らが、引き続き積極的な対応を希望する時には、医療チームは継続して状況の理解を得る努力をする」、つまり、終末期を受け入れ、これ以上の延命措置を行わないように家族の理解を得るよう努力をする、と書かれている。

　ただし、脳死患者に対する治療の差し控えや中止に関しては、小児の場合には成人より慎重に決定されることが求められる。まずは家族と看取りの医療にあたる医療者チーム内での診療方針の意思の統一が必要である。これが困難な場合は、病院倫理委員会などに諮問する必要がある。

7　小児の脳死患者の終末期医療

a. 医療的介入

　脳死となった小児患者の終末期において、看取りの経過においてどのような医療的介入を行うべきであろうか。

　終末期患者には治療目的の積極的な医療的介入は差し控えるのが原則である。経腸栄養、ホルモン補充、ほか、治療のための薬物投与は行わない。脳死であるため鎮痛・鎮静薬も不要である。血液をはじめその他一切の検査は行わない。自発呼吸、咳嗽反射がないため喀痰の排出が困難であるが、積極的な呼吸理学療法は避け、必要最小限の気管吸引にとどめる。気管切開、胃瘻造設など侵襲を与える手術、処置は行わない。また後述する看取りのケアを容易にするため、モニタリングは最低限とする。最期に心停止を迎える際には、心肺蘇生は行わない。これら治療の差し控えについては、医療スタッフと家族の間で、よく話し合ってコンセンサスを形成しておくことが大切である。

　脳死患者に濃厚な延命措置を継続した結果、ある程度の期間心臓の拍動が続く場合がある。これが30日以上に及んだ症例を「長期脳死」と呼ぶ。この問題については「解説・問題点」で詳しく述べたが、今後は「小児の看取り」という観点から、なし崩し的に「長期脳死」へと移行してしまう事態は避けるべきであると考える。

　また、今後は、日本の成人の急性期医療の中でも取り組みが始まったように、家族の同意のもとでの人工呼吸器の停止、つまり延命措置の中止も視野に入れていくことになるであろう。

b. 看取りのケア

　一方で、脳死となった小児患者の終末期において、どのような看取りのケアを行っていくことができるだろうか。まずは家族とよく話し合い、家族の要望にそって行うのがよい。看取りのケアとはすなわち患者および家族に、患者に残された最後の時間を家族とよりよく過ごしてもらうための支援である。

　例えば、そのような患者・家族に対して、ベッドでの添い寝、抱っこ、好きな本の読み聞かせ、洗髪・清拭・爪切り・入浴など、好きな音楽を流す、オモチャをベッドサイドに置く、手形・足形の採取、兄弟との面会（通常、小児患者の同胞の面会は感染予防の観点から制限されている場合が多い）、その他大切な人（学校の先生など）との面会、院内散歩などが挙げられる。ただし、以上のケアは、あくまでも家族の自発的な希望にそって行うべきものであり、医療者の押しつけであってはならない。

　また、今まで診療にあたってきた医師・看護師以外の他職種との対話が精神的援助となることも多い。臨床心理士、リエゾン精神科医、医療メディエータ、チャイルド・ライフ・スペシャリスト（Child Life Specialist）、クリニクラウン（CliniClowns）、宗教者、医療犬との面接や交流を行うことができる。著者の経験ではそれぞれの事例で、これらの他職種の人々のかかわりについて家族より良好なフィードバックを得ている。

8　喪失家族の悲嘆に対する支援

　終末期医療にかかわる家族支援は患者の死によっては終わらず、むしろ新たな局面を迎える。子どもを失った家族の悲嘆に対する支援（グリーフサポート）、悲嘆に対するこころのケア（グリーフケア）が重要である。

　脳死に限らず死亡退院される小児患者の家族には、退院時に病院で用意したグリーフカードを渡す。このカードには、帰宅後に深い喪失感や、また表現のしようのない感情がわき起こった場合に、いつでも話をすることのできる場が確保されていること、話を聞く相手は当事者の医療者でも、それ以外の者でも希望に応じて対応できること、またその連絡先などを明記しておく。

　子どもを失った家族が当事者の医療者との面談を希望する場合がある。医療者として、あるいは1人の人間として、その場でどのような対応をしたらよいか、戸惑う気持ちが生じるのは当然のことである。しかしまずは、話したくて訪れるのは家族のほうであり、こちらが何を話すより、まずは家族の

話を傾聴することが肝要である。家族の話を聞きながら、医療者はその話に対して必ずしも何か気の効いたことを答える必要はないのである。子どもの診療中にはみえなかった家族の思いに気づかされることもあり、また家族から当時は伝えられなかった心の内の思いを話されることもある。黙って家族の話にひたすら耳を傾けるだけでも、医療者が得るものは大きいのである。

まとめ

　小児の脳死患者の終末期医療について概説した。診療経過中に脳死となったことが疑われたら、そのことを家族に伝えるとともに、集中治療を終了し、改めて「一般の脳死判定」により脳死の診断を行う。脳死の診断の後は速やかに、回復不能な全脳の障害について家族にはっきりと伝える。その後、家族の反応をみながら臓器提供の意思確認をする段階を経て、臓器提供を選択しない場合には脳死は終末期であるので、看取りの医療を行う。この際には延命措置の続行は経過を長引かせ、「長期脳死」を生み出すこととなるので避けるべきである。そして家族と話し合いながら、看取りのケアを行っていく。

　臓器提供の如何にかかわらず、脳死に陥った小児患者の家族が最愛の子どもの死を心にとめ、最終的に5年後も10年後も長きにわたってずっと、その当時の選択が正しかったと思えるようであってほしい。

　本稿を読まれて、きっと「理屈はそうかもしれないが…実際は…」という感想をもたれることもあろうかと拝察する。しかし小児医療を取り巻く環境の変化に応じて、医療者自身も変わっていかねばならない。この問題に関しては、まさに今がその時であることを理解していただきたい。

【文　献】

1) 日本集中治療医学会，日本救急医学会，日本循環器学会．救急・集中治療における終末期医療に関するガイドライン〜3学会からの提言〜．2014. http://www.jsicm.org/publication/3gakkai_teigen1411.html（2017年7月閲覧）
2) 厚生労働省保健医療局長通知．「臓器の移植に関する法律」の運用に関する指針（ガイドライン）．https://www.jotnw.or.jp/jotnw/law_manual/pdf/guidelines.pdf（2017年7月閲覧）
3) 厚生省"小児における脳死判定基準に関する研究班"平成11年度報告書．小児における脳死判定基準．日医雑誌2000；124：1623-57．
4) 高原史郎，福嶌教偉，横田裕行ほか編．寺岡　慧監修．臓器移植とそのコーディネーション．東京：日本医学館；2015．

（植田　育也）

6 心肺停止で搬送された高齢者に対する心肺蘇生術施行について

　84歳の女性。認知症があり、ADLはほぼ全介助。心筋梗塞、心不全（EF20%）のため過去に複数回入院している。前回の入院中に自然に洞調律に復帰する心室性頻拍が頻発していたが、介護している長女と相談のうえ、高齢であるため埋え込み型除細動器の留置は行わない方針となり、退院していた。来院当日の午後、長女がおむつを交換した後に10分ほど外出して戻ったところ、椅子に座ったまま呼びかけに反応がなく、息をしていなかった。長女はどのように対応してよいかわからず、とりあえず119番通報をした。救急隊現着時、脈拍は触知せず、除細動器モニター波形は心静止。心肺蘇生（CPR）が開始され、救急搬送。救急室では気管挿管のうえ、CPRが40分間行われたが、脈拍は戻らず、長女にこれ以上の蘇生行為は無駄であることの説明を行い、長女の同意を得たうえでCPRを中止し、死亡確認。CPRの最中に両側鼠径部より静脈ラインと動脈ラインの留置が試みられていたため、ズボンと下着を下ろされた状態の陰部、臀部そして両下肢は本人の血液でぐっしょりと濡れていた。CPRを行った医師と看護師の手には肋骨が折れる感覚が残っていた。長女は号泣しながら遺体に向かって「ごめんね、お母さん、ごめんね、お母さん」という言葉をかけ続けた。

　CPRを施行することがもつ問題を、どのように考えるか。

問題点・解説

　本症例のような状況は日本で毎日のように繰り広げられている。「自宅の骨の上で死にたい」という言葉に代表されるように、人生の最後の瞬間を、尊厳をもって静かに迎えることは、多くの高齢者およびその家族が望むところであると考えられる[1]。しかし、高齢者の院外心肺停止に対するCPRは、救命率および救命後の神経学的予後が極めて悪いことが繰り返し報告されているにもかかわらず[2~4]、救命可能性がある状態には無条件で実施されることがあらかじめ決定されている。CPRによって、むしろ壮絶ともいえる人

生最後の瞬間を迎えざるをえない例が数多く存在する。本稿では、特に認知症や慢性疾患によりADLの低下が進行し、人生の最終段階にさしかかっている高齢者が院外で心肺停止を起こした場合にCPRを施行することがもつ問題について解説していく。

1 心肺蘇生（CPR）という医療行為の特殊性：本症例のCPRは医学的、法的に妥当か？

採血、点滴、抗菌薬投与、手術など、すべての医療行為には患者の同意と医師の指示が必要である。しかし、一つだけ例外として施行するにあたって患者の同意も医師の指示も必要ない医療行為がある。それが心肺停止時に行われるCPRである。さらに、開始するために患者の同意と医師の指示が不要なだけではなく、心肺停止時には基本的に施行されることが義務化されており、CPRをそもそも行わない、または中止するためには医師の指示が必要であるという点で、CPRは極めて特殊な医療行為である。

2017年3月に日本臨床救急医学会から発表された、"人生の最終段階にある傷病者の意思に沿った救急現場での心肺蘇生等のあり方に関する提言"では、「救急現場に到着した救急隊は、心肺蘇生等を希望しない旨が医師の指示書等の書面で提示されたとしても、まずは心肺蘇生等を開始する」、さらに「救急隊は、心肺蘇生等の中止の具体的指示をかかりつけ医等から直接確認できれば、その指示に基づいて心肺蘇生等を中止する」と提案されている[5]。これはCPRの差し控えや中止には医師の指示が必須であるだけではなく、過去のDNARオーダーは病院外では無効であるという日本での背景を反映している。過去の入院中に議論され、決定されたDNARを含む患者の希望や治療方針が、退院後にたとえ不変であったとしても、病院外ではそれらのオーダーが効力をもたなくなるという問題を解決するために米国で発案された事前指示書がPOLSTであるが、その問題点を含めて詳細は後述する。

本症例では、心肺停止時にはCPRを行わないという医師による事前指示（DNARオーダー）について以前の入院中に話し合われていなかったこと、また仮に過去の入院中にDNARが決定されていたとしても、その病院から一歩でも外に出れば、そのDNARオーダーは効力をもたないこと、さらに心肺停止から比較的短い時間しか経過していなかった可能性が否定できないと考えれば、救命の可能性を考慮してCPRを開始したことは救急隊員の行為としては医学的、法的には妥当といえる。

2 人生の終末期にさしかかった高齢者に対するCPRがもつ倫理的問題点

　それでは本症例における倫理的な問題はどこにあるのだろうか。医療倫理の四原則である①患者の自律性の尊重（respect of autonomy）、②無危害（non-maleficence）、③善行（beneficence）、④正義・公平（justice）の観点からそれぞれ考察していく。

①患者の自律性（自己決定権）の尊重原則

　本症例では患者本人の意思は不明である。本人は認知症であるため、本人の意思を尊重するためには、まえもって意思決定の代理人（本症例の場合はおそらく長女）とかかりつけの医師、または入院中の主治医が「本人だったらどのように考えるか？」という観点から本人の意思を推定する必要がある。前回の入院中に「高齢だから」という理由で埋え込み型除細動器を留置しない方針となっていた。もしこれが「お母さんはもう高齢だし、十分生きたから、心臓が止まったときはそのまま自然に死にたいと思っているはず」という、本人の過去の価値観と人生観に基づいた推定意思から導かれた方針であれば、本症例で心肺停止状態に対してCPRを施行したことは自己決定権の尊重に反している。その場合、主治医はその入院中にDNARとし、退院後の心肺停止という当然予想されるべき事態に対して、救急隊ではなく、かかりつけ医を呼ぶなどのプランを長女と考えることをしていなかったことが問題であり、おそらく患者が望まぬCPRが施行された原因の一つである。

　また、もし「埋え込み型除細動器を留置するような侵襲的な手技は高齢の患者にするべきではない」という感覚的、直感的な理由から短絡的に決まっていた方針であれば、患者の意思を推定することをそもそも行っていなかったことが問題であるだけではなく、予想される心室細動という状態に対して、埋え込み型除細動器留置と比べてはるかに侵襲的なCPRという医療行為を黙認していたことは大きな問題である。

②無危害原則と③善行原則

　善行原則は単純化すると、「患者のために最善を尽くすこと」であり、無危害原則は「患者の不利益になることをしない」ということである。注意すべき点は、4つの原則の中で、より重要視されるべき原則は、患者の状態や

ゴールによって異なるということである。

　例えば末期の心不全で入退院を繰り返しているような患者が心不全の増悪による呼吸不全で入院した例を考えてみる。患者が「どのような苦痛を我慢してでも5%でも救命の可能性があるのであれば頑張りたい」と考えている場合、気管挿管や大動脈内バルーンパンピング（IABP）を行うことは善行原則に基づき妥当かもしれない。ただしこの場合でも、ある一定期間治療を行ったのちに、人工呼吸器やIABPから離脱できないことが判明した場合は、ゴールを完全緩和に切り替え、緩和医療のみという治療方針に移行することを考慮する必要がある（time-limited trial）[6]。もし患者が「気管挿管やIABPなどの治療による負担を負うくらいであれば、緩和医療をしてほしい」と考えているのであれば、内科的治療と非侵襲的陽圧換気で治療不可能な状態になったときの気管挿管やIABPの挿入は、患者にとって最善の医療としての意味合いは限りなく小さくなり、むしろ患者が望まぬ侵襲的な治療を行っているという意味で無危害原則に反するという側面が重要になる。このように患者の個々の状態やゴールによって、対立しうる各倫理原則をそれぞれ重み付けしながら意思決定する過程をバランシング（balancing）という[7]。

　患者のゴールが不明の場合は、救命するために最善の治療を行うことが善行原則に基づいた方針となる。本症例では「高齢だから埋え込み型除細動器を留置しない」という方針になっていたことから、おそらくゴールは「余命を自宅で穏やかに過ごし、心肺停止時にはそのまま自然な死を迎える」ことであったと予想されるため、CPRという医療行為は患者の最善の利益にはつながらず、善行原則に反している可能性が高い。仮に、ゴールが不明であったと仮定した場合、救命の可能性があるCPRを救急隊が行ったことは善行原則の観点から妥当であると考えられる。

　では、救急室でさらに40分間CPRが行われたことはどうであろうか？　本症例では救命の限界性を理由にCPRを中止している。もちろん迷ったときは救命の努力を最大限行うことは医療従事者としての大原則ではある。しかし、医療チームはCPRが施行されている間にも長女にゴールの再確認ができた可能性が高い。高齢者、バイスタンダーなしという条件に加え、救急室到着時に心電図波形が心静止であったことからも、救急室での医療チームは救急隊よりもさらに高い確信度でCPRが医学的に不毛であることがわかっていたはずである。蘇生率は極めて低いこと、仮に蘇生できたとしてもその後のQOLは極めて低いこと、不可逆性の低心機能で心室性不整脈が頻発する患者に植え込み型除細動器を留置しないということは、心肺停止時はその

まま自然な死を迎えることを前提としていることなどを説明し、もっと早い段階でゴールを「自然な死を迎えること」に設定すれば、救命の限界性ではなく、緩和を目的にCPRを中止できたはずである。CPR中でも緩和というゴールの再設定が可能であったにもかかわらず、その努力をしなかったために、不毛なCPRが40分間施行され、患者の身体を傷つけ、穏やかな最後を迎えさせることができなかったという点では無危害原則に反している可能性がある。また、たとえ結果的にCPRが施行される時間に大きな差はなかったとしても、救命の限界という消極的な理由でCPRを中止した場合と緩和目的に積極的にCPRを中止した場合では、後に家族や医療従事者が感じる心理的負担は大きく違うと予想される。しかし、現実的には主治医ではなく、たまたまその場に居合わせた医師がCPRを中止すること、またはDNARオーダーを出すということは困難な場合が多いと思われる。初めて患者を診た医師が大きな判断を下すことを助けるのが、後述するアドバンス・ケア・プランニング（ACP）の共有である。

④正義・公平原則

限られた医療資源を本当に必要な患者に優先的に分配するという公平原則はどうであろうか。CPRが医学的に不毛であることがわかっていたにもかかわらずCPRを継続していた場合、またはゴールの再設定を行わなかったために患者の望まぬCPRを継続していた場合、CPRという多くの人手を必要とする医療行為が行われることによって、本来人手が必要であったはずの他の救急患者が不利益を被っていた可能性があり、公平原則に反していると考えられる。

 ## アプローチ例

それでは人生の最終段階を迎えた高齢者に対するCPRがもつ医療倫理的な問題をどのように解決していけばよいのであろうか。
　①できるだけ早期から開始され、かつ状況に応じて繰り返し見直されるACPの作成、
　②院外を含めた医療従事者によるプランの共有、
の2つが極めて重要であると考えられる。
　ACPについての詳細は他稿に譲るが、本症例では「高齢だから植え込み型除細動器留置は行わない」という方針以外のプランが作成されていなかっ

たことが大きな問題の一つである。ACPはそれぞれの患者の価値観、人生観に基づいたゴールに見合った最善の医療を行うための手段であり、本症例でACPが行われていれば、CPRは「最善の医療」に含まれていなかった可能性が高い。

　次に院外を含めた医療従事者によるプランの共有についてであるが、たとえ入院中の主治医や医療チームと患者またはその家族が包括的な話し合いをもった結果、DNARを含めたACPが作成されていたとしても、そのプランが病院外で共有されていなければ、救急隊によるCPRだけではなく、他病院に搬送された場合に経皮的心肺補助（PCPS）が挿入されてしまうという結果になる可能性すらある。もし、入院中にDNARという方針が決定されたのであれば、退院後は往診ができるかかりつけ医を探し、自宅や入所施設で脈がふれない状態になったときは救急隊ではなくその往診医を呼ぶように介護者または入所施設とプランを共有しておくことが重要である。また、そのプランがカルテに記載されていれば、同じ病院に搬送された場合は、初めてその患者に接する医師でもそのプランを参考にしながら方針決定をすることが可能である。違う病院に搬送されたときのことを想定して、書面の治療方針を家族が病院で医師に渡すことも考慮するべき手段と思われる。もちろん医師は過去に作成されたACPに盲目的に従う必要はないが、患者の病態、価値観、人生観についての重要な情報として、それを参考にしながら新たなプランを作成することができる。

　米国では、病院外でも患者の意思が尊重されるための手段としてPOLSTが発案され、徐々に普及しつつある。日本では、POLSTに従ってCPRやその他の医療行為を院外で行わないことは法的に保証されていないため、現在ではPOLSTが実行力をもつことはありえない。しかし、仮に法的な効力をもったと仮定した場合、「本当にその医療行為を制限することで患者の望むゴールが達成できるのか？」という問いについて、正しい医学的知識をもったうえで患者と話し合うことができる医師がPOLSTを用いる必要がある。一時的な集中治療で回復後に、残りの人生を十分享受できる可能性のある患者に対して、「もう高齢だから」、「ICUでは延命装置につながれるだけ」というような医療者側の主観的な印象操作により、安易にさまざまな治療が制限される事態は避けなければならない。また、刻々と変化する患者の状態に応じて定期的に見直される必要がある。さらに、初めてその患者と接した医療従事者は、POLSTに盲目的に従うのではなく、「そのような方針を過去に決定している患者」という重要な情報として活用し、再度患者や家族と話し

合ったうえで方針を決定するべきである。

　静かで尊厳のある死を望んでいる人生の最終段階にある高齢者に対し、その意志に反し、侵襲的かつ不毛である可能性の高いCPRが行われることを避けるためには、ACPの作成とそのプランの院内、院外での共有手段を構築していくことが今後の課題と考えられる。

【文　献】

1） NPO法人高齢社会をよくする女性の会．社会保障審議会医療保険部会．人生最期の医療に関する調査．2013. http://www.mhlw.go.jp/stf/shingi/2r98520000031pmw-att/2r98520000031psc.pdf（2017年6月閲覧）
2） Gordon M. In long-term care, the "R" in CPR is not for resurrection. Ann R Coll Physicians Surg Can 2001；34：441-3.
3） Stein RS, Brody H, Tomlinson T, et al. CPR-not-indicated and futility. Ann Intern Med 1996；124：75-7.
4） Sulzgruber P, Sterz F, Poppe M, et al. Age-specific prognostication after out-of-hospital cardiac arrest―The ethical dilemma between 'life-sustaining treatment' and 'the right to die' in the elderly. Eur Heart J Acute Cardiovasc Care 2017；6：112-20.
5） 日本臨床救急医学会．人生の最終段階にある傷病者の意思に沿った救急現場での心肺蘇生等のあり方に関する提言．2017. http://jsem.me/wp-content/uploads/2017/04/%E8%87%A8%E5%BA%8A%E6%95%91%E6%80%A5%E5%8C%BB%E5%AD%A6%E4%BC%9A%E6%8F%90%E8%A8%80%EF%BC%88%E5%85%AC%E8%A1%A8%E7%94%A8%EF%BC%89.pdf（2017年6月閲覧）
6） Rinehart A. Beyond the futility argument：the fair process approach and time-limited trials for managing dialysis conflict. Clin J Am Soc Nephrol 2013；8：2000-6.
7） Beauchamp TL, Childress JF. Principles of biomedical ethics（7th ed）. New York：Oxford University Press；2013. xvi, p. 459.

〈則末　泰博〉

7 高齢者の肺炎症例におけるDNAR

　90歳の女性。軽度の認知障害はあるがほぼ自立できている。誤嚥性肺炎と思われる胸部X線所見、発熱、低酸素血症で救急外来に搬入された。搬入時に年齢を考慮し人工呼吸器などを装着しても外すことができない可能性が高い旨を説明し、DNARの了承をとった。そのため、呼吸不全に陥った場合の人工呼吸器を装着しないこととした。
　この経過で倫理的に問題となることはあるか。

 解説・問題点

本症例で考察すべき問題は、以下の2点が挙げられる。
① 高齢で人工呼吸器からの離脱が困難になる可能性が高いという理由でDNARとすること。
② DNARを理由に人工呼吸器を装着しないことは倫理的、法的に問題にならないか。
　そして本症例は、治療の一部（心停止時の蘇生行為、人工呼吸器装着）の差し控えについての問題ということができる。差し控えは倫理的にも法的にも治療の中止と同じであるとされており[1〜3]、治療の差し控えが許される条件は治療の中止が許される条件に等しいと考えられる。そして、差し控えや中止が患者の死につながる場合、法的には消極的安楽死として扱うことになると考えられる。
　判例によれば（東海大学病院事件「平成7年3月28日横浜地裁判決」[注1] 川崎協同病院事件「平成21年12月7日最高裁判所第三小法廷判決」[注2]）、日本で治療の中止や差し控えによる消極的安楽死が可能なのは、治療が不可能で死が避けられない場合（いわゆる終末期）、治療を中止（または差し控え）する本人の意思がある場合、である[3〜5]。
　終末期については、日本学術会議が終末期を、

①救急集中治療におけるような急性期型
②がんなどの進行による亜急性期型
③高齢者・植物状態・認知症患者のような慢性型
の3つに分けられるとしている[6]。

以下、本症例について臨床倫理（ジョンセン）の四分割法にならい、①医学的適応（Medical Indication）、②患者の意向（Patient Preference）、③QOL（Quality of Life）、④周囲の状況（Contextual Features）（主に法的問題）に分けて考察する。

①医学的適応（観点）
(ア)慢性型終末期の肺炎

まず医学的観点からみると誤嚥性肺炎は一般的には治癒不可能な病態ではなく、抗菌薬を使用することで完治しうる病気であるので、それだけで終末期とはいえない。しかし、認知症や身体疾患が進行した高齢者、すなわち日本学術会議が定義するような慢性型終末期の患者では肺炎に罹患することで予後が悪化し、そのまま死亡したり、治癒してもさらにQOLが低下したりすることが知られている[7]。場合によっては、その後は苦痛のみを与える結果になってしまうこともあるかもしれない。

したがって、本症例患者は慢性型終末期といえるかどうかの判断が医学的評価を左右することになる。

(イ)人工呼吸器に依存する可能性

また、治癒可能であっても人工呼吸器を装着した場合に離脱することが困難になることが予想されるというが、これがどの程度の可能性で起こりうるか具体的ではない。また人工呼吸器から離脱できない場合でも、人工呼吸器に依存してはいるが意識清明な状態で、気管切開などによって経口摂食できるといった、ある程度のQOLが保たれる場合もありうるのであって、これが患者にとって苦痛かどうか、尊厳をそこなうことになるのか、も重要である。

②患者の意向（意思）
(ア)患者が意思表示できるための条件

QOL・幸福追求という意味においても患者の意思・志向はできるだけ尊重されるべきである。また、直接死につながる選択を迫られるのであれば、

それができるのは意思表示ができる場合には唯一患者自身のみである。ただし、その前提には患者が正確な情報を与えられていて、これを理解しているということが必要である。
　一般にインフォームド・コンセントが成立する条件は、
　①患者に同意能力があること、
　②十分な情報が与えられること、
　③患者が説明を理解すること、
　④患者が同意すること、
である[8]。したがって認知症の程度や意思決定能力があるかどうかを見極めることも重要であり、適切な判断の前提となる医学的情報が客観的に適切に十分共有されているのかということも問題となる。
　この点本症例で特に考えなければならないのは、装着された人工呼吸器は「外すことができない」とする理由である。

(イ)治療の差し控えと中止の誤解
　東海大学病院事件や川崎協同病院事件で人工呼吸器を外して筋弛緩薬などにより患者を死亡させたとして医師が殺人罪になってから、日本では治療の中止はいかなる場合も許されないという誤解が広まったように思われる。また、その一方で治療の差し控えは許されるという根拠の薄い解釈が広まったために、「人工呼吸器を装着すると、どのような場合でも外すことはできない。しかし、初めから装着しなければそういう事態は避けられる」という考えで気管挿管と人工呼吸器の装着が差し控えられることがある。さらに、心停止に至ったときに心肺蘇生を行い蘇生に成功した場合、患者自身も家族も望まないような状態になっても治療は中止できないとして、初めからDNARを選択する場合もある。
　本症例はまさしくそのような例と思われるが、先述のように治療の中止と差し控えは法的にも倫理的にも同じであって、中止が許されないなら差し控えも許されないはずである。また、仮に人工呼吸器を装着してなんらかの理由でこれを中止した場合と、初めから人工呼吸器の装着を差し控えた場合を比較すると、後者の場合がより早く死亡することが予想される。死期を延ばす選択は許されず、死期を早める選択のほうが許されるというのは、無条件に受け入れることはできない。「人工呼吸器を装着すると中止できなくなるので、装着自体を差し控える」という論理は矛盾しているのである。
　このような矛盾した選択をさせるのは「いかなる場合も治療は中止できな

いが、差し控えは許される」という誤解に加え、医療行為の結果が不確実なものであることにも原因がある。人工呼吸器を装着した場合に治療とリハビリが奏効して離脱できるかどうか、心停止時に蘇生してこれが成功した場合どの程度回復するのかなどは事前に予測することが不可能である。そこで、最悪の状態、例えば脳死に近い状態で延命するといった、いわば死にも劣るととれるような状態に至ることを恐れて、これを回避しようとするために確実に死に至るほうを選択しているのである。言い換えると、「そうなるかもしれない最悪の状態」を回避するために「確実な死」を選択するのであるが、そのことで救命の可能性のみならず、その後訪れるかもしれない良好な回復の可能性をも放棄しているといえる。この事態を避けるためには、可能なかぎりの治療を尽くしてもなお、患者の尊厳がそこなわれるような状況においては治療が中止できる条件と方法を、倫理的、法的、社会的に批判されない形で確立して実行することが必要である。

③ QOL（生活の質・幸福追求）

QOL・幸福追求の観点からは、どのように過ごすことがこの患者にとって許容できるQOLであるのかが重要で、それは他人が自分の価値観で評価するべきものではなく、患者自身の人生観、価値観、志向によるものであるべきである。人工呼吸器に依存しながらも患者自身が許容できるQOLがあるのであれば、離脱できないということのみを理由に差し控えるべきではない。

④ 周囲の状況（法的問題）

⑺ DNARの歴史と意義、蘇生以外の治療への影響

現在の心肺蘇生の基礎となる閉胸式心臓マッサージは1960年にその有効性が示された。対象となったのは周術期の心停止や心筋梗塞で心室細動になった患者といった予期せぬ心停止であった。しかし、その有効性が示されると、悪性腫瘍の終末期をはじめとするような蘇生処置が意味をなさないような患者にまで行われるようになった。このような患者の、尊厳をもって死にゆく権利を守るために出されるのがDNAR指示である。

DNAR指示が正しく運用されるために、米国心臓協会や米国医師会などがガイドラインを作成したが、このときからDNAR指示は心停止時に心肺蘇生を行わないことのみを意味するのであって、患者にとって適切な他の治療に影響してはならないとされている[9]。

したがって、本症例のようにDNARを理由に人工呼吸器装着のような必要となる治療を自動的に差し控えることは許されない。しかし、Hiraokaら[10]も、日本集中治療医学会のアンケート調査[11]も、医師にはDNAR指示が出ていることによって心肺蘇生以外の治療を差し控える傾向があることを報告している。日本がそのような環境にあることは問題であり、治療の中止・差し控えとともにDNAR指示の正しい理解と運用がなされなければならない。

⑷日本のガイドライン

　法的には、先述のように本症例患者が終末期といえるかどうか、正しい情報が示され理解したうえで患者が自らの意思で治療の差し控えを望んだか、またはその意思を推定できるに足る証拠があるかが問題である。また、治療中止について、厚生労働省の"人生の最終段階における医療の決定プロセスに関するガイドライン[12]"（以下、厚労省ガイドライン）や日本集中治療医学会、日本救急医学会、日本循環器学会の"救急・集中治療における終末期医療に関するガイドライン～3学会からの提言～[13]"（以下、3学会合同ガイドライン）などを参考に意思決定ができるような体制作りが必要である。

　これらガイドラインでも、判例に従い治療の限界と自己決定権を根拠に治療の中止を認めるのであるが、まず医療者には医師単独ではなく多職種からなるケアチームによるアプローチを推奨している。そのうえで終末期であることの確認、患者・家族らとの話合いを行う。厚労省ガイドラインでも3学会合同ガイドラインでも治療の中止の意思決定は医師が単独で判断するのではなく、多職種からなる医療チームと患者・家族との話合いで合意することを基本としている。そして、患者の意思表示が可能な場合は本人の意思を尊重することと、確認できない場合は家族らによる意思の推定を行う。それも困難な場合には、患者の最善の利益を追求することを推奨している。また、できるだけ患者本人と家族ら、医療チームとの間で合意を得て意思決定がなされることが重要である。

　このとき、医療チームは医学的観点から妥当と思える提案をすることは許されるが、決して極端なパターナリズムに陥らないようにしなければならない。逆に、患者や家族らの主張を一方的に受け入れればよいということでもない。患者や家族らは普通医療の専門家ではないので、情報が正しく共有されているかどうかは注意深く判断しなければならない。患者・家族から単なる「同意」を得ることを目指すのではなく双方向のコミュニケーションの末

に、双方が「合意」に至ることを目指す。

　患者が意思表示できず、患者の意思を推定することも困難な場合には、患者の最善の利益を考えることになる。患者が元気であったころの性格、言動から人となりを考え、患者にとっての最善の利益をもたらすのはどのような選択かを考える。この場合もやはり、医療チームと家族らとの間に合意が形成されることを目標とする。

 ## アプローチ例

　これから述べるアプローチは、先述した日本での治療中止・差し控えの問題とDNARの問題を踏まえると、現実的には困難かもしれない。しかし、目指すべき形の一つと考えて述べたい。

1 処置・手技に焦点せず治療目標を設定する

　入院時に単に心停止時の蘇生措置の可否について議論するよりも、患者の治療目標を設定するところに焦点を当てる。

　例えば、患者自身が生きていくに値すると考えられるQOLはどのような状態かを考える。軽い認知症はあるが「孫の成長が楽しみで、これだけが生きがいだ。だから孫が会いに来ればそれがわかって喜べる状態なら、まだ幸せに感じられる。それすらできないなら、生きがいを感じない」という具体的な目標が述べられれば望ましい。また、患者の意思表示が困難な場合には、家族らによる推定であってもよいと考える。このとき注意しなければならないのは、家族らに「ご自分だったらどうしてほしいと思いますか」と家族らの意思を聞くのではなく、「ご本人がもし意思表示できたら、どのように言うと思いますか」ということを聞くのである。もし、事前指定書などの意思を推定できるものがあれば、それは有力な根拠にできる。

　そうやって定めた目標、例えば「孫の成長を少しでも長く見守る」という目標に従えば、人工呼吸器に依存していても気管切開によって意識清明のもと経口摂取が可能で、孫の面会を楽しみに余生を送ることはありえる。あるいは、肺炎の治療が順調に進んでいるにもかかわらず突然心室細動に至った場合（ありえないことではない）も、DNARだからと蘇生しないのではなく、まずは標準的な蘇生行為を行うことで短時間に回復し、呼吸器に依存することがないか、あっても上記のような状態にとどまることもありうる。

2 治療目標が達成できない場合の対処を計画しておく

一方で、患者の治療目標が達成できなくなった場合の備えも重要である。

例えば、肺炎の治療が順調ではなく呼吸不全に陥り人工呼吸器を装着したが、敗血症から多臓器不全に至り回復が望めないか、回復しても高度な機能障害によって苦痛にさいなまれるような状態で、孫が面会しても認識できなくなるような場合には治療の差し控えや中止を考慮することになる。突然の予期せぬ心停止に対して、蘇生処置を行い自己心拍は再開したが、意識障害が遷延して患者のQOLが著しく低下し、患者が事前に許容できるとした最低限のQOLにも達することができない場合もありうる。

この場合も、治癒不可能で死が避けられないことをケアチームで判断し、家族らとともに、この時点での本人意思の推定というプロセスを踏む。この場合の意思の推定は、事前に話し合った最低限の目標に達することができない場合に推定される意思であるので、患者は治療の中止を求めるであろうと判断される。

類似問題の異なるアプローチ例

> 90歳の男性。大動脈弁狭窄症による心不全で入院歴があり、認知症も高度になっていた。最近では笑顔も見られなくなっている。自分の息子の顔もわからないことが多い。
> 今回は、悪寒戦慄に続く高熱と低酸素血症、意識障害で救急搬送された。胸部X線やその他の所見から、誤嚥性肺炎により引き起こされた敗血症性ショックと診断された。

家族らによれば、患者は学歴が高く大学で教鞭をとっていた。認知症になるまえは気が短く頑固でプライドが高く、常々「齢を重ねても、お前たちに余計な世話をかけたくない」と言っていた。コミュニケーションがとれず寝たきりで過ごすようなことは望まないと話していたこともある。家族らは、患者の性格を考えると人工呼吸器で治療することは決して望まないだろうという。実は2年前に大動脈弁狭窄症と診断されたときも、「患者の性格を考えると『自然に生きたい、手術をして残りの時間を病院で過ごすのは自分らしくない』と言うだろう」とのことで、侵襲的治療は行わないこととしてい

た。また、経管栄養についても「自分らしくあるために」拒絶したであろうという。これは、家族ら皆の共通した認識であった。

　主治医、看護師、理学療法士、薬剤師などからなる医療ケアチームと家族らは、今後の治療方針について話し合った。医学的には認知症の進行、大動脈弁狭窄症の進行、運動機能の不可逆的な衰えなどにより慢性型終末期とみなせ、肺炎が治癒してもQOLはさらに低下するであろうと考えられた。人工呼吸管理から離脱できる可能性は極めて低く、気管切開をしたとしても嚥下機能が低下していて、経口摂取で十分な栄養を得ることはできないことも予想された。認知症は高度であり、患者に現状を説明しても、理解して自ら意思表示できるとは考えられなかった。患者の意思・志向を考えると、認知症で全介助になった現状では、おそらく自分の状態には納得できないのではないかと推し量られた。QOLは、かつては趣味の剣道を楽しみ、膝を悪くしてからも学生たちに教えることを楽しみにして過ごしていた。しかし、ここ十年以上剣道はもちろん、ほかに生活を楽しむようなことはできず、全介助になってからは笑顔も見られなくなった。これ以上QOLが低下することが、患者の幸福追求にかなうとは思えなかったし、患者自身も納得しないであろうと思われた。

　医療チームは、これらの話合いの内容を、細かく記載した。そして、呼吸不全に陥った際の人工呼吸管理は行わず、可能なかぎりの緩和治療で苦痛をとることとしたが、それ以外の抗菌薬や血圧維持のための大量輸液、昇圧薬の使用などは通常どおり行うこととした。また、肺炎の治療がうまく行かずに心停止に至った場合は、心室細動の場合も含めて蘇生措置を行わないこととした。ただし、この内容は定期的に、または状態に変化があったときには家族らと見直すことを確認した。

まとめ

　治療の中止と差し控えの間に差はなく、これらにあたっては、治療の限界（終末期）の認定と、本人の意思が確認できるか推定できることが必要である。本人意思が確認できず、推定もできない場合には「本人の最善の利益」を模索することになる。

　このとき、医療従事者は多職種からなるケアチームで対処し、患者・家族らと適切に情報を共有して治療方針の合意を形成することが重要である。過去の判例を踏まえて作成された厚労省ガイドライン、3学会合同ガイドラインなどの背景にある理念を理解しながら、適切に治療を中止・差し控えるこ

とができる体制がつくられるべきである。

【文　献】

1) 辰井聡子．治療不開始/中止行為の刑法的評価「治療行為」としての正当化の試み．法学研究2009；86：57-104.
2) 井田　良．安楽死と治療中止．前田正一，氏家良人編．救急・集中治療における臨床倫理．東京：克誠堂出版；2016：p. 71-93.
3) 甲斐克則．日本における人工延命措置の差控え・中止（尊厳死）．甲斐克則編．安楽死・尊厳死 シリーズ生命倫理学．東京：丸善出版；2012：p. 127.
4) 武藤眞朗．東海大学「安楽死」事件．宇津木伸，町野　朔，平林勝正ほか編．別冊ジュリスト 医事法判例百選．東京：有斐閣；2006：p. 88-91.
5) 平野哲朗．安楽死・尊厳死．加藤良夫編．実務 医事法講義．東京：民事法研究会；2006：p. 321.
6) 日本学術会議臨床医学委員会終末期医療分科会．終末期医療のあり方について―亜急性型の終末期について―．2008. http://www.scj.go.jp/ja/info/kohyo/pdf/kohyo-20-t51-2.pdf（2017年3月閲覧）
7) Givens JL, Jones RN, Shaffer ML, et al. Survival and comfort after treatment of pneumonia in advanced dementia. Arch Intern Med 2010；170：1102-7.
8) 前田正一．インフォームド・コンセント．前田正一，氏家良人編．救急・集中治療における臨床倫理．東京：克誠堂出版；2016：p. 41-54.
9) Association AM. Guidelines for the appropriate use of do-not-resuscitate orders. Council on Ethical and Judicial Affairs, American Medical Association. Jama 1991；265：1868-71.
10) Hiraoka E, Homma Y, Norisue Y, et al. What is the true definition of a "do-not-resuscitate" order? A Japanese perspective. Int J Gen Med 2016；9：213-20.
11) 日本集中治療医学会倫理委員会．日本集中治療医学会評議員施設および会員医師の蘇生不要指示に関する現状・意識調査．日集中医誌2017；24：227-43.
12) 厚生労働省．人生の最終段階における医療の決定プロセスに関するガイドライン．2015. http://www.mhlw.go.jp/stf/seisakunitsuite/bunya/kenkou_iryou/iryou/saisyu_iryou（2017年3月閲覧）
13) 日本集中治療医学会，日本救急医学会，日本循環器学会．救急・集中治療における終末期医療に関するガイドライン〜3学会からの提言〜．2014. http://www.jsicm.org/pdf/1guidelines1410.pdf（2017年3月閲覧）

【注】

1) 平成7年3月28日横浜地裁判決．別冊ジュリスト 医事法判例百選．東京：有斐閣；2006.
2) 平成21年12月7日最高裁判所第三小法廷判決．http://www.courts.go.jp/app/

hanrei_jp/detail2?id=38241(2017年3月閲覧)

(澤村　匡史)

8 POLSTやリビング・ウィルでDNARを希望している神経萎縮性側索硬化症患者のDNAR

65歳の男性。神経萎縮性側索硬化症（ALS）で鼻マスクを用いて非侵襲的陽圧換気療法（NPPV）を在宅で施行中である。食事中、窒息して意識消失し、救急搬入となった。救急隊員は家族から本人のDNARの意向を聞き、救急処置を行わず、蘇生処置を行わなかった。搬入時、無脈性電気活動（PEA）であった。

本症例に蘇生を施行すべきか、また、救急隊員の対応は問題なかったか。

解説

1 DNAR

1960年代の閉胸式心マッサージ法〔以下、CPR（心肺蘇生法：cardiopulmonary resuscitation）〕の導入は死者を蘇らせる方法として熱狂的に支持され瞬く間に世界中に普及した[1]。しかし、十年を待たずにその限界が知られるようになり、適応のない患者へ一律にCPRを実施することへの疑問が表明されている。1974年に公表された心肺蘇生法指針の嚆矢とされる"Standards for CPR and emergency cardiac care（ECC）"は、死が不可避であり蘇生努力が無益な場合はCPRの適応がないことに言及した。そのうえでDNARの原型とされる『Orders not to resuscitate』の語句を使用し心停止時にCPRを施行しない医師の指示を許容した[2]。

現在では、DNARは医療倫理の四原則の一つである患者の自律性の尊重（respect for autonomy）に基づく自己決定を尊重したうえで医師が出す指示であり、1991年に公表された"American Medical Association DNAR指針"に準拠して実施される[3]。DNAR指示は医師のみならず関連するすべての者がその妥当性を繰り返して評価すべきであり、心停止時のCPR以外の治療

内容に影響を与えてはいけないと本指針は明言している。しかし、日本集中治療医学会の"蘇生不要指示（DNAR）に関する現状・意識調査"では、これらの原則が日本の多くの施設で遵守されていない現状が浮き彫りとなり、同医学会は"Do Not Attempt Resuscitation（DNAR）指示のあり方についての勧告"を公表した[4]。

その中で、日本集中治療医学会は、
① DNAR指示の合意形成は厚生労働省"人生の最終段階における医療の決定プロセスに関するガイドライン"（以下、厚労省ガイドライン）などの手順を遵守して行い、
② その妥当性を患者と医療・ケアチームが繰り返して話合い評価すること、そして
③ DNAR指示のもとに通常の医療・看護行為の不開始、差し控え、中止を自動的に行わない
よう勧告している。

2 リビング・ウィル

事前指示（書）（advance directive）は米国で発達した概念であり、リビング・ウィル（living will）と医療に関する持続的代理権で構成されている[5]。意識障害など自己決定能力を欠く状態に陥ったときに、自身が受けたい医療内容を意思表示できないために受けたい医療内容をあらかじめ記述した文書がリビング・ウィルであり、自己決定を欠く状態になったときの（医療）代理人を決めておきその代理人が自己決定を行うように指示するのが持続的代理権である[5]。日本ではリビング・ウィル（内容指示：substantive directive）と代理人指示（proxy directive）として解説されることが多い。米国では1970年代に事前指示に対して法的効力が与えられ、リビング・ウィルの具体的指示に心停止時にCPRを実施しないDNARが含まれる。

事前指示（リビング・ウィル）の問題点は、指示に基づき自己決定を行う時点での判断ではないことである。遠い将来に起こりうる医学的病態を医師の説明なしに正確に理解して指示を出すことは困難である。もう一つの問題点は、その普及率の低さである。厚生労働省の調査では、事前の意思表示の書面（事前指示）作成に一般国民の70％以上が賛成しているが、実際に作成しているのはそのうちの3％である[6]。

3 POLST

　POLSTは事前指示の実践経験に基づきその欠陥を補完する目的で米国で提唱された概念であり、携帯用医療指示書と呼称される。POLSTの対象は、医療専門職（医師に限定しない）が1年以内に死亡しても驚かない重症・進行性疾患に罹患した患者である[7]。個人の「自発的意思」に基づき医療専門職が個人の意向・願望を確認して作成するが、医師の署名（医療専門職が医師ではない場合）および本人の署名が必須でない州もある。POLSTはDNAR指示を含み、米国の救急隊員はDNARが指示されている場合はCPR実施および病院搬送の義務はない。POLSTは事前指示に取って代わるものではなく、事前指示に加えてPOLSTを作成することが推奨されている。POLSTは患者の病態が変化するたびに、そして居住・入院環境変化の都度見直しが必要である。

　日本臨床倫理学会が日本版POLST（DNAR指示を含む）"生命を脅かす疾患に直面している患者の医療処置（蘇生処置を含む）に関する医師による指示書"（以下、日本版POLST）作成指針と書式を公表しその使用を推奨している[8]。逆に日本集中治療医学会は米国におけるPOLSTの現状と問題点を考察し、"DNAR指示のあり方についての勧告"の中で日本版POLSTをDNAR指示として使用することに反対している[4,9]。さらに、米国においてPOLSTが包含する法制上の諸問題が指摘され、根強い反対意見があることを知る必要がある[9,10]。

 問題点

1 患者の自律性の尊重と自己決定に基づく事前指示

　患者の自律性の尊重・自己決定が生命倫理の四原則の最重要項目であることは論を待たないが、自己決定の理念が、
　①過度に単純化されている、
　②患者の意志決定の実情をとらえていない、
　③自律性のない者を保護できない、
　④社会的利益の価値を減じている、

などの批判がある[11]。③、④は該当しないが本症例の事前指示が妥当か否かの判断には①、②についての考察が必要であろう。

　予後不良疾患であるが意識が保たれるALS患者が自己決定としてDNARを望むことは当然とする単純化された思考をまず排除する必要がある。次にDNARの意思決定と事前指示がいつどのような形でなされたのか確認が必要である。本疾患は数年をかけて進行性に死に至るが、人工呼吸器など支持・対症療法で長期生存が可能である。数年前に本人が自己学習で決定した意志がこのたびの事態を予測可能かどうかの検証が必要である。医師と本人の十分な話合い（説明と同意）に基づき決定された場合は、説明と同意の成立条件である、

　①同意能力があること、
　②十分な説明がなされていること、
　③説明を理解していること、
　④そのうえで医療（この場合はDNAR指示）の実施に同意していること、

が必須である。さらに、病態が変化する本疾患では、病態変化に応じてそのつど説明と同意が、可能ならば単独医師ではなく医療・ケアチームとして施行されることが望ましい。これらの要件を満たすのが、アドバンス・ケア・プランニング（ACP）であるが、その詳細は他の解説を参照していただきたい[9]。

　本症例では事前指示作成過程でこのような手順が尊重され、かつ実施されていたかの詳細が不明である。

2　リビング・ウィル

　事前指示としてのリビング・ウィル作成過程の問題点を前項で述べたが、ここではそのあり方について記述する。リビング・ウィルが口頭で家族・近親者へ伝えられている場合は注意が必要である。厚労省ガイドラインは、患者の意思が確認できず家族が意思を推定できる場合は、その推定意思を尊重し患者にとっての最善の治療方針をとることを基本としている[12]。しかし、心停止という突発した不測事態でこのような判断はできない。家族は第三者の理解や判断を容易にねじ曲げる可能性のある金銭的利益相反や感情的利益相反があるため家族による推定意思と代行判断には危険性がつきまとう[11]。さらに、2007（平成19）年川崎協同病院事件東京高等裁判所控訴審判決では「家族の経済的・精神的な負担等の回避という患者本人の気持ちには必ず

しも沿わない思惑が入り込む危険性」、「そのような事情の介入は、患者による自己決定ではなく、家族による自己決定にほかならないことになってしまうから否定せざるを得ない」と記述され、家族による患者の推定意思確認に否定的見解が述べられていることも記憶する必要がある[注1]。

本症例では、CPRを必要とする緊急事態に救急隊員が家族から本人意向(意思)を聞き救急処置および蘇生処置を実施していない。本人の正確な意思確認手段(書式など)の存在の有無が不明である。

3 DNAR

DNARは人生の最終段階、すなわち「死が不可避であり蘇生努力が無益な場合」で自然に息を引き取ることを許容するものであり、蘇生可能な突発的心停止へのCPR施行を否定するものではない。電気ショックで回復可能な心室細動や無脈性心室頻拍を放置して死亡させることが妥当か否かを常に考慮する必要ある。この課題に関しては麻酔・手術中の心停止への対応を含めて多くの議論が繰り返されてきた[13~15]。DNAR指示があっても蘇生の可能性のある心停止にはCPRを施行するのが通常であり、麻酔・手術中はDNAR指示を一時停止することが可能である[16]。"米国麻酔科学会(American Society of Anesthesiologist：ASA) ガイドライン"は、麻酔・手術中のDNAR指示の一時停止を許容したうえで、Goal-oriented consent、Procedure-oriented consent双方に基づくlimited attempt resuscitation(状況に応じたCPRの実施)を提案している[17]。Goal-and procedure-oriented consentの考え方は、他の文献を参考にしていただきたい[15]。

本症例では突発した窒息により意識消失したものであり、搬送中に心停止に至ったと推測可能である。麻酔科医監視下の術中心停止に類似する救急隊員監視下の窒息による可逆性心停止への対応への議論と考察が必要である。

4 POLST

日本の多くの医療施設でDNARの誤解と誤用による医療・看護の安易な不開始、差し控え、中止が頻発している現状がある[18,19]。この現状の十分な認識が必要であると同時に、DNARの歴史を学びその本来の意味と意義を理解することが医療従事者のみならず患者にも求められている[4,9,20]。この認識と理解に基づき日本集中治療医学会と日本臨床倫理学会が日本版

POLSTの使用に相反する立場をとる理由を考察すべきであろう。

　日本版POLSTは、救急の現場で本指針が参照されることを目指すと記述し、救急隊への具体的指示が書式に含まれる。しかし、総務省消防庁、日本救急医学会をはじめとする救急医学および救急医療関連の諸団体が日本版POLSTを傷病者（DNARを含む）不搬送基準として採択することへの合意形成はなく今後の検討課題である。さらに、救急活動の検証機関である諸地域のMedical Control組織がPOLSTに準じて救急隊員のCPR不開始を許可するか否かなど問題は山積しているのが現状である。

　本症例ではPOLST作成に至る経緯の詳細が不明であり、POLSTを作成した医師（医療関係者）が日本におけるPOLSTの現状を理解していたのかも不明である。当該地域の消防組織およびMedical Control体制が日本版POLSTへどのような見解をもつのかも明らかにされていない。

5　開始した治療の中止

　厚労省ガイドラインは、患者本人による決定を基本としたうえで、医療行為の開始・不開始、医療内容の変更、医療行為の中止などは、多専門職種の医療従事者から構成される医療・ケアチームによって、医学的妥当性と適切性を基に慎重に判断すべきであると述べる[12]。すなわち、この決定プロセス踏襲のもとに、医療行為の不開始、差し控え、中止などが許容される。人生の最終段階は、終末期と言い換えることが可能である。日本では多くの医療施設で倫理委員会が設置され、終末期医療のあり方に関する議論がこの20数年で大きく進展した。しかし、人工呼吸器中止を含めた生命維持装置、および諸治療の不開始、差し控え、中止をすべての倫理委員会が許容しているかの調査・報告はいまだないのが現状である。

　本症例では、搬入された医療施設倫理委員会が厚労省ガイドラインなどに準じて、終末期患者の治療の不開始、差し控え、中止を認めているのか不明である。さらに、倫理委員会判断が適切な終末期医療プロセスを踏むことが困難な救急搬送症例に適応されるのかが明瞭ではない。

 アプローチ例

　上述した諸問題点の解決が先決であり、具体的対処法の記述は極めて困難であり、正しい対処法があるのかも不明である。考えられる具体的対応を以

下に述べる。
　①救急隊員は患者家族から本人の意思表示の存在を聞いた時点で書式による意思表示の有無を確認する。
　②窒息による意識消失と判断し意思表示書式の有無にかかわらず救急処置を実施、心停止に到った場合はCPRを施行しつつ病院へ搬送する。
　③病院到着後の対応は、医師個人の判断ではなく当該施設倫理委員会規定に準じて行う。

まとめ

　DNARは死が避けられずCPRによる蘇生努力が無益である臨終の際に、CPRを施行せず家族・近親者に見守られながら安らかに永遠の眠りにつくことを意味する。このゆえ、DNARは近年 Allow Natural Death（AND）と呼称される[21]。

　一つの命が自然の摂理に従いその終焉を迎えるときに、科学の万能性を信じて彼岸に行きつつある者を強制的に此岸に引き戻すことは無謀であろう。しかし、三途の川をどの程度渡った時点で此岸へ引き戻す努力が無駄であるかの判断は難しい。彼岸へ向かう意思表示をしている者はなおさらである。此岸に戻される者を見捨てることはできないし、此岸の者を三途の川へ強制的に追いやることは非道である。このゆえに、DNAR決定に到る合意形成過程（プロセス）が重視されることを理解するのは容易であろう。

【文　献】

1) Kouwenhoven WB, Jude JR, Knickerbocker GG, et al. Closed-chest cardiac massage. JAMA 1960；173：1064-7.
2) American Heart Association. Standards and guideline for cardiopulmonary resuscitation（CPR）and emergency cardiac care（ECC）：Part V. Medicolegal consideration and recommendations. JAMA 1974；227（suppl）：864-6.
3) Council on Ethical and Judicial Affairs. American Medical Association. Guidelines for the appropriate use of do-not-resuscitate orders. JAMA 1991；265：1868-71
4) 日本集中治療医学会．Do Not Attempt Resuscitation（DNAR）指示のあり方についての勧告(2016/12/20)．http://www.jsicm.org/kankoku_dnar.html（2017年3月閲覧）
5) 樋口範雄．リビングウィルと法．病院 2013；72：266-9.
6) 厚生労働省．終末期医療に関する意識調等検討会．終末期医療に関する意識調等検討会報告書．2014．http://www.mhlw.go.jp/bunya/iryou/zaitaku/dl/

h260425-01.pdf（2017年3月閲覧）

7) National POLST paradigm. http://polst.org/professionals-page/?pro=1（2017年3月閲覧）

8) 日本臨床倫理学会．DNAR指示に関するワーキンググループの成果報告．http://www.j-ethics.jp/katsudou_1.htm（2017年3月閲覧）

9) 日本集中治療医学会．生命維持治療に関する医師による指示書（Physician Orders for Life-sustaining Treatment, POLST）とDo Not Attempt Resuscitation（DNAR）指示．http://www.jsicm.org/kankoku_dnar.html（2017年3月閲覧）

10) Pope TM, Hexum M. Legal briefing：POLST：Physician orders for life-sustaining treatment. J Clin Ethics 2012；23：353-76.

11) マーシャ・ギャリソン．生命倫理と自己決定権．自己決定権を飼いならすために．土屋裕子訳．樋口範雄，土屋裕子編．生命倫理と法．東京：弘文堂；2006. p. 1-25.

12) 厚生労働省．人生の最終段階における医療の決定プロセスに関するガイドライン．http://www.mhlw.go.jp/file/06-Seisakujouhou-10800000-Iseikyoku/0000078981.pdf（2017年3月閲覧）

13) Truog RD. "Do-Not-Resuscitate" orders during anesthesia and surgery. Anesthesiology 1991；74：606-8.

14) Cohen CB, Cohen PJ. Do-Not-Resuscitate orders in the operating room. N Engl J Med 1991；325：1879-82.

15) Truog RD, Waisei DB, Burns JP. DNR in the OR. A goal-directed approach. Anesthesiology 1999；90：289-95.

16) Choudhry NK, Choudhry S, Singer PA. CPR for patients labeled DNR：The role of the limited aggressive therapy order. Ann Intern Med 2003；138：65-8.

17) American Society of Anesthesiologists. Ethical guidelines for the anesthesia care of patients with Do-Not-Resuscitate orders or other directives that limit treatment. http://www.asahq.org/~/media/Sites/ASAHQ/Files/Public/Resources/standards-guidelines/ethical-guidelines-for-the-anesthesia-care-of-patients.pdf（2017年3月閲覧）

18) 日本集中治療医学会．日本集中治療医学会評議員施設および会員医師の蘇生不要指示に関する現状・意識調査．http://www.jsicm.org/pdf/DNAR20161216_kangae_05.pdf（2017年3月閲覧）

19) 日本集中治療医学会．日本集中治療医学会会員看護師の蘇生不要指示に関する現状・意識調査．http://www.jsicm.org/pdf/DNAR20161216_kangae_10.pdf（2017年3月閲覧）

20) 日本集中治療医学会．DNAR（Do Not Attempt Resuscitation）の考え方．http://www.jsicm.org/pdf/DNAR20161216_kangae_01.pdf（2017年3月閲覧）

21) American Heart Association. 2010 American Heart Association Guidelines for Cardiopulmonary Resuscitation and Emergency Cardiovascular Care. Morrison LJ, Kierzek G, Diekema DS, et al. Part 3：Ethics. Circulation 2010；122（suppl 3）：S665-75.

【注】
1) 裁判所．高等裁判所判例集（平成17う149）殺人被告事件．高裁判例集第60巻1号3頁．http://www.courts.go.jp/app/files/hanrei_jp/145/035145_hanrei.pdf（2017年3月閲覧）

（丸藤　哲）

9 幼児外傷性ショック症例における両親の宗教的理由による輸血拒否

4歳の男児。交通外傷で搬入された。脾臓破裂、両側血気胸で出血性ショック状態である。駆けつけた両親から宗教上の理由で輸血は拒否することを告げられた。医療チームは輸血をしつつ手術をすることで救命の可能性は高いことを説明するが、納得してもらえない。
どのような対応をすべきか。

  解説・問題点

診療契約においては、医師が患者本人に十分な説明を行って、治療の選択肢を挙げ、患者またはその代理者が熟慮のうえで納得していずれかの方針を選択するというのがインフォームド・コンセントに基づく医療である。本症例を論ずるうえで重要なことは、インフォームド・コンセントの原則が適応できない以下の3点にある。
① 救急医療現場での緊急事態で落ち着いて説明し納得してもらう時間的ゆとりがない。
② 患者本人は幼児で、自己の判断で治療法を選択する意思決定能力がない。
③ 代諾者（本件ではおそらく両親）の宗教・信条による輸血拒否の希望にもかかわらず患児の救命処置には輸血が必要である可能性が極めて高い。

医療現場では①②については、緊急事態で時間的猶予がなく、しかも患者本人の意思決定能力がない困難な状況での方針決定のプロセスは次のようになる。

代理者（本件では両親）に説明し同意を求め、同意が得られなければ緊急治療については医療者の合理的判断に従う。代理者が未着の場合も同様である（図1）。ただし、実際にこのような方針で進めた場合には、緊急手術までは同意は得られるであろうが、出血量が多くどうしても輸血が必要と

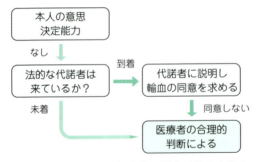

図1　15歳未満の救急患者に対する治療方針の
　　　プロセス

なった場合に難しい問題が生じる。これらについての対応を解説する。

 アプローチ例

1　緊急時の治療方針選択におけるインフォームド・コンセントの原則[1]

　診療行為は医行為であり、本症例では緊急手術を考えていることから、患者の身体に危害を加えることは明らかなため、これが正当な医行為として認められるためには、以下の3条件をすべて満たす必要がある。
①適正な治療目的：治療目的は疾病の治癒と苦痛の軽減である。
②適正な手段：行為や処置が医学的な適応性、正当性がある。
③患者本人の承諾：インフォームド・コンセントに基づく患者の同意である。
本症例では、止血を目的として手術を行うことについて、
①は出血性ショックの治療のためであり、
②は代替方法として血管造影による塞栓治療もありえるものの、必ずしも手術より有効とはいえず、手術が適正な手段であるとみてよい。
③については、患者本人が4歳であり、自己決定はできないことから、患者に代わって判断を行う代理者（多くは家族、近親者）の代行判断にゆだねられる。
本症例では両親が代理者であることは疑いがない。代行判断は代理者の判

断ではあるが、「もしも患者自身に意思決定能力があればどれを選択するか？」に基づいて判断されるべきとよくいわれる。本症例は幼少のため患者本人の選択は推定できないため、患者の救命を優先し、止血手術が最善の選択肢として提示されれば、両親は合理的と考えこれを了解するであろう。しかしながら、両親が宗教的理由による良心的輸血拒否者（いわゆるエホバの証人）であり、しかも出血量が多く輸血が必要となる可能性が高い手術術式であることが問題点である。

2 自己決定権をもたない幼児の場合のインフォームド・コンセントのあり方

　外傷で重篤な状態である患者の治療について、最も尊重されるべきことは生命であり、救命治療が最優先事項となる。一般的な医学判断に基づいて、本症例を救命するための手段としては、外科的止血術か血管造影でカテーテルを用いた塞栓術のいずれか、もしくはその組み合わせが適当と考えられ、保存的治療や単なる経過観察では不十分であることは明らかである。

　両親のいずれかが手術開始までに間に合えば、手術の方法と効果、救命の見通しについて簡単な説明にとどめ、詳細は手術終了後に改めて説明を行う。本症例では、両親は救命を望んでいるはずであり、もしも無輸血ですむのであれば手術の実施に対するインフォームド・コンセントは取得できるであろう。

3 インフォームド・コンセントが得られないことを理由に診療拒否ができるか？

　仮になんらかの理由（おそらくは輸血の可否）で、手術そのものを拒否された場合には、時間的猶予があれば転院先を探すことも考えられるが、本症例ではすぐに受け入れ先を見つけることは難しく、その手続きの間に患者が死亡する可能性が高いので、人命優先の見地からみて診療拒否をすべきではないと考える。

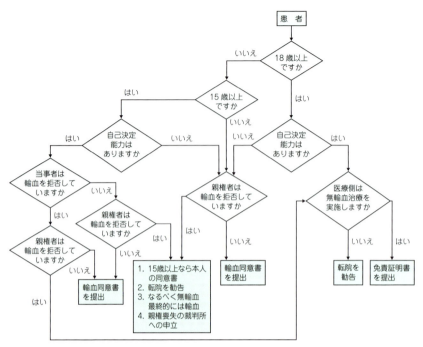

図2　未成年者における輸血同意と拒否のフローチャート

〔宗教的輸血拒否に関する合同委員会（日本輸血・細胞治療学会ほか）．宗教的輸血拒否に関するガイドライン．2008. http://www.anesth.or.jp/guide/pdf/guideline.pdf（2017年1月閲覧）より引用〕

4　ガイドラインなどに基づく宗教的理由による輸血拒否への対応

　本症例では両親が宗教的理由による輸血拒否を表明しているので、両親のいずれかから輸血の同意を得ることができないとすると、日本医師会ガイドライン[2]もしくは日本輸血・細胞治療学会など関連5学会を中心とした合同委員会による"宗教的輸血拒否に関するガイドライン"（以下、5学会合同ガイドライン）[3]（日本麻酔学会、日本外科学会、日本輸血・細胞治療学会、日本小児科学会、日本産婦人科学会は同じガイドラインを使用している）に従うのが適切であろう（図2）。

a．親権者が輸血を拒否するが、当事者が15歳未満、または医療に関する判断能力がない場合

〈5学会合同ガイドラインの要約〉

①親権者の双方が拒否する場合に医療側は、親権者の理解を得られるように努力し、なるべく無輸血治療を行うが、最終的に輸血が必要になれば、輸血を行う。親権者の同意が全く得られず、むしろ治療行為が阻害されるような状況においては、児童相談所に虐待通告し、児童相談所で一時保護のうえ、児童相談所から親権喪失を申し立て、あわせて親権者の職務停止の処分を受け、親権代行者の同意により輸血を行う。

②親権者の一方が輸血に同意し、他方が拒否する場合親権者の双方の同意を得るよう努力するが、緊急を要する場合などには、輸血を希望する親権者の同意に基づいて輸血を行う。

ガイドラインに従う場合に問題となるのは、事前に患者の意思が確認できない状況での緊急輸血時である。具体的な症例を目の前にしてからでは遅いのであり、緊急時の対応については、あらかじめ医療施設として方針を定め、それを院内掲示やインターネットのホームページ上などさまざまな手段・機会を通じて患者や周辺の一般市民に示しておくことが望ましい。つまり、事前の対策が重要ということである。

実際に、緊急かつ必要なときには輸血をする相対的無輸血の方針で対応することを表明する医療機関が増えている。相対的無輸血の方針が明示された医療施設において、患者がこれに応じなければ診療を断ることも許される。ただし、医療施設は輸血拒否の患者に対する、すべての医療を拒否することは医の倫理により相当でない。疾病の種類、処置の方法、内容などを勘案して、輸血なしに治療可能なものは治療に応ずることが適切である。

自己決定能力がない幼少の患者への必要な輸血を親権者が拒否し、相対的無輸血や転院の勧告などの方策がとれない場合には、当該親権者について親権の濫用として児童相談所などを通じて裁判所に親権喪失の申立を行うことも考慮される。実際に、緊急輸血を必要とした幼児が病院、児相、家裁の連携により救命された例がある。

b．親と医療の間における家庭裁判所の果たす役割[4]

藤原究によれば、親が子の輸血を拒否して死をもたらす行為は、子に対する保護義務違反と考えられ、親権の濫用（民法834条）であるとし、医師が

輸血をしても、緊急避難行為として違法性が阻却されるとしている。

c．参考：「児童虐待防止法」

医師は患者の診療上、虐待の被害者である可能性について知りえる立場にあることから、患者保護の観点から、積極的に警察や最寄りの児童保護施設へ通報することが求められている。守秘義務を理由に通報を躊躇するべきではない。15歳未満の患者の場合に、親権者の同意が得られなければ児童相談所に虐待通知を行い、親権喪失の申し立てを経て親権代行の同意による輸血という重層的な手続きが必要となる。この手続きには迅速性が求められ、時間的制約は医療機関にとって重いといえる。

5　輸血拒否症例に対する当該医療機関の方針

5学会合同ガイドラインにもあるとおり、医療機関はあらかじめ自施設の方針について表明しておくことが望ましい。特に、本症例のような緊急事態では、児童相談所などの裁定を仰ぐ時間はないので、あらかじめ相対的無輸血の基本方針を掲げておくことで、紛争の可能性が少なくなるのではないかと考える。当院では、患者自身の強い意志により輸血を望まない場合については、その結果で患者が不利益になったとしても意義を申し立てないという念書の作成を求めている（図3）。

6　事後紛争の可能性

親権を停止される両親との間の争いだけでなく、本症例のような交通事故などの第三者行為による被害者の場合、説明しても家族の同意が得られないことが理由で輸血を行わず、結果的に患者が死亡してしまうと、逆に加害者側からクレームをつけられるおそれがある。加害者側からみると、仮に適切な医療が行われたならば業務上過失傷害罪であったはずが、医療を尽くさなかったことで、さらに刑罰の重い業務上過失致死罪となる可能性があるからである。刑事罰の重さは、民事の係争にも影響しかねない。加害者保護は医療の目的ではないが、医療従事者自身を守るために、知っておくべきことである。

輸血拒否と免責に関する証明書

（処置、手術など）について

説明日　　年　　月　　日

説明者　　　　　　　科
主治医（署名）
主治医（署名）

独立行政法人　国立病院機構　大阪医療センター病院長殿

　私は、私の健康と適切な治療のため、以下の種類の血液製剤を以下のように輸血する可能性や必要性があることについて説明をうけました。
（血液製剤の種類、投薬量等具体的に記入）

　しかしながら、私は、信仰上の理由に基づき、私の生命や健康にどのような危険性や不利益が生じても、輸血を使用しないよう依頼いたします。

　私は、輸血を拒んだことによって生じるいかなる事態に対しても、担当医を含む関係医療従事者及び病院に対して、一切責任を問いません。

　なお、私が拒む輸血には（○で囲む）、全血、赤血球、白血球、血小板、血漿、自己血（術前貯血式、術中希釈式、術中回収式、術後回収式）、血漿分画製剤（アルブミン、免疫グロブリン、凝固因子製剤、その他　）があります。
輸液や血漿増量剤による処置は差し支えありません。

署名日

　　年　　月　　日

　　　　　　　患者氏名（署名）
　　　　　　　代理人氏名（署名）　　　　患者との続柄

図3　輸血拒否と免責に関する証明書

（大阪医療センター）

7 過去の裁判例[5]

1985（昭和60）年、10歳、男児、自転車に乗っていてダンプカーと衝突し、両足を開放骨折した交通事故。エホバの証人の信者である両親が子どもの輸血を拒否し、病院側は輸血するよう両親を説得したが応じず、結局輸血せずB医大病院にて死亡した。

警察は両親の保護責任者遺棄罪を検討したが、輸血しても必ずしも助かったとはいえないという鑑定に基づき、訴追しなかった。刑事事件としては略式命令であったが、結局、ダンプカーの運転手のみが業務上過失致死罪で起訴され、罰金15万円の有罪となった〔1988（昭和63）年8月20日川崎簡易裁判所略式命令〕。

一般的に親権に法的介入を行うには時間がかかるが、最近、人命にかかわるような緊急性の高いケースでは裁判所が短期間で親権停止の保全処分（2006年10月21日大阪地方裁判所）を出せることが示された。もしも最近の事例であれば、日本医師会ガイドラインなどに示されているとおり、相対的無輸血の方針により救命の努力を尽くすべきであると考える。

【文 献】

1) 木下順弘. 救急医療における治療方針の決定. 有賀 徹, 手島 豊編. シリーズ生命倫理学10. 救急医療. 東京：丸善出版；2014. p. 70-8.
2) 吉田雅幸, 藍 真澄. 医の倫理の基礎知識. 各論的事項No3. エホバの証人と輸血. http://dl.med.or.jp/dl-med/doctor/member/kiso/d3.pdf（2017年1月閲覧）
3) 宗教的輸血拒否に関する合同委員会（日本輸血・細胞治療学会ほか）. 宗教的輸血拒否に関するガイドライン. 2008. http://www.anesth.or.jp/guide/pdf/guideline.pdf（2017年1月閲覧）
4) 藤原 究. 親と医療の間における家庭裁判所の果たす役割. http://www.waseda.jp/prj-wipss/ShakaiAnzenSeisakuKenkyujoKiyo_04_Fujiwara.pdf（2017年1月閲覧）
5) 丸山英二. 宗教上の理由による輸血拒否. 前田正一, 氏家良人編. 救急・集中治療における臨床倫理. 東京：克誠堂出版；2016. p. 55-70.

（木下　順弘）

10 宗教的輸血拒否患者に対するインフォームド・コンセント

54歳の女性。先天性の心室中隔欠損があったが、手術をせずに社会生活をしてきた。この2、3年前から息切れやチアノーゼが頻繁となり、心臓外科の専門病院を受診した。患者はエホバの証人の敬虔な信者であり、輸血を拒否したうえで可能であれば手術を受けたいと希望している。患者は、医師から無輸血で手術が可能であることの説明を受け、手術を受けることとなった。

手術前の説明では、どのようなことを付け加えるべきか。また、同意を得ておく必要があるか。

解説・問題点

宗教的輸血拒否患者に手術を行う場合、予期せぬ大量出血に対し輸血をすれば救える命をみすみす失うことは医師の良心に反しないかという点が問題の核心である。倫理原則で表現するならば、患者の自律性の尊重（respect for autonomy）と医師の善行・無危害（beneficence・non-maleficence）の対立で、その背景にある価値は、患者の宗教的価値と救命という医師の良心の価値である。

1 宗教的輸血拒否と医師の良心

宗教的価値は他の諸価値と性質の異なる特殊なものだろうか。宗教的価値は、人間の内面的な問題にかかわる、普遍的で究極的な価値という見方もできる。そのため医療従事者は信者である患者の宗教的価値を他の諸価値とは異なった扱いをしているように思われるが、はたしてそれは正しいのだろうか。救命こそ自己の使命と考える人々の価値観も、普遍的かつ強力なものといえる。救命という医師の良心は医療の実践の核をなしており、医師は日々の臨床であたりまえのようにそれを具現化しているのである。このような医

師の良心は、宗教的価値と同等のものとみなすことができるとショーンフェルドはいう[1]。

また、われわれが宗教的価値を特殊なもののように扱ってしまうのは、宗教によりタブーとされるものが一般的に信じられている価値とは異なる場合があるからだという意見があるかもしれない。一方で、医療における価値観も変遷している歴史がある。われわれが現在重視している価値の多くも、少し前まではそれほど重視されていなかった。例えば、生命至上主義に普遍性はあるのだろうか。佐伯啓思は、一昔前に最も尊重されていたものは、承認への願望だったという[2]。近代の基本である生命尊重や人権概念、自由や平等よりも、承認への願望のほうが尊重されていた。生命尊重や人権を至高のものとした時代など、せいぜいここ数十年のことかもしれず、少なくとも人類史の大半は、生命尊重よりも誇りと尊厳を上位に置いていた。人は、生命を賭してでも、自らの尊厳を守ろうとする存在とみなされてきたのである。アレンカ・ジュパンチッチも生命至上主義の登場をこう考察する[3]。近代はさまざまな価値を批判的に検証し、その結果、どのような価値も根拠が薄弱であることを見出してしまった。そして最後に生命尊重しか残らなかった。近代思想の行き着いたところがニヒリズムであり、手段の目的化こそニヒリズムの典型的な姿である[4]。人は何のために生きるのか。宗教的輸血拒否と医師の良心の軽重は一概にはいえない。

2　宗教的問題の扱い方

ショーンフェルドは、施設でマニュアルが策定されていることをもって、臨床の現場で苦悩する必要はないと考えることはやめるべきだという[1]。敬虔な信者にとって信仰とは、個人が自己の存在や世界との関係をどのようにとらえるかという根源的な問いにかかわるものである。またある宗教の信者だからといって、ひとくくりにとらえてはならない。患者が教義に対して自らの信仰や生き方の何を気にしているのかを明らかにすることが重要である。人々が時に決断の根拠とする権威の扱いも慎重であるべきで、宗教的権威も決して不可侵ではない。患者が気にしていることが、実際には人間による解釈、人間による議論、人間の視点となることは避けようがないので、権威を根拠にするとしてもわれわれには自分で考える責任がある[5]。場合によっては、教会関係者と協力して患者の不安の種を見い出すことも必要となるかもしれない。

患者が通常とは異なることを望んだり通常の処置を断る場合、その信念が宗教に基づくものなのか、単なる誤解や妄想なのか、どのように判断すればよいのだろうか。米国の場合、人々が一般的な宗教に対してもつ感覚と矛盾しない信念や信念体系かどうかで宗教に基づくものか否かが判断される。憲法上、自由な活動を保護される宗教にあたるかどうか、裁判所もこの基準を用いている。宗教的寛容という原則は重要であるが、宗教的慣習だからといって無条件に容認されるわけではない[1]。

　宗教的問題は専門家へのコンサルトという形態が望ましいのだろうか。その際の医師の心理としては、何かにとらわれているような態度をやめて、治療に対して普通の感覚を取り戻してもらいたいと患者に望んでいる場合が多い。しかしコンサルトという方法は患者のかかえる問題を医療的な領域と精神的な領域に分断してしまうがゆえに不都合である[1]。医師・患者間にすでに存在する信頼関係こそが、医療にかかわる宗教的問題について患者と対話を始めるうえで有効に活用されるべき関係である。宗教的な言葉を患者が用いる場合も、それは単に手術や処置に関する期待や不安を聞いてほしいという願望を表現していることが多いことにも留意すべきである。

　しかし一方で、われわれはそうした患者と会話を行う能力を備えているのかという疑問がある。ショーンフェルドは、医療従事者は話すよりも聞くことに重点を置き、患者にとって気がかりな事柄を安心して話せるような関係になることを心がけていれば、うまくいくものだという[1]。

　患者が宗教的価値を重んずることが、プラスに作用することもある。偉大な力に対し畏怖の念をもつことは、入院・加療中のさまざまな困難への対処の手助けとなる。宗教的コミュニティによる患者に対する心理的サポートが、患者の行動様式を良い方向に向かわせることもある。

　宗教的問題をはらんだ事例に対する医師や医療従事者の戸惑いは、患者や家族の苦悩に触れて自らの人生の究極的意義をめぐる不安に気づくからかもしれない。われわれも時に自己の宗教心や精神的な支えについてじっくり考える時間をもつべきである。それでこそ患者のよき話し相手になれるのではないだろうか。

3　善い死と悪い死

　人類にとって死が避けられないのであれば、死の質を考えようという議論がある[6]。死に善い死と悪い死があるとすると、宗教的価値を自分の命より

も上位に置くことを理解できないという人々は、宗教的輸血拒否患者の輸血拒否による死は、悪い死と考えるのであろう。悪い死を避けるのは医師の善行原則に基づくと考えることもできる。では、95歳で肺炎で死亡することはどうなんだろう。20歳で白血病で死亡することはどうなんだろう。はたまた抗議の焼身自殺や冒険家の極地での遭難・死亡はどうなんだろう。

イヴァン・イリッチは、文化的医原病の一つの形態として、集中治療下での死を挙げる。社会が医療システムをとおして、いつ、そしていかなる侮辱的待遇、虐待を課してから患者を死なせるかを決定する。社会の医療化は自然死に終焉をもたらしたのであるという[7]。

死の善悪は誰が決めるのだろうか。2016年1月5日付の一部全国紙の朝刊に、宝島社が見開きのカラー刷り広告を出した。イギリスの画家ジョン・エヴァレット・ミレイの「オフィーリア」をモチーフに、「死ぬときぐらい好きにさせてよ」とのコピーを添えて、女優の樹木希林が川に横たわっているという構図である。

死に直結するような重大な医療上の決定はどのように行われるのがよいのだろうか。次項で考察してみる。

4 インフォームド・コンセント

自己決定を具現化するシステムがインフォームド・コンセントであるが、法学的に理想とされるインフォームド・コンセントは、「操作されていない情報をもとに、他者にコントロールされていない自由が保証されている状態での意識的な意思決定」といわれる。これは具体的にはどういうことか、詳細にみていくことにする。

a. 操作されていない情報

情報は多くの場合、文章で表されるが、文章の含む判断には、事実判断と価値判断がある。事実判断とは、「彼の身長は180 cmである」のように事実を淡々と述べているものである。価値判断とは、「彼の背は高い」のように主観が混ざったものである。事実判断は客観的判断とも呼ばれ、価値判断は主観的判断とも呼ばれる。これより、「操作されていない情報」とは事実判断であると考えられるが、純粋な事実判断はあるのだろうか。文章は通常、文脈で用いられるため、言語外の情報を含むと考えられる。「彼の身長は180 cmである」にしても、彼が小学生だったらどうだろう。心がざわつか

ないだろうか。体重はどうなんだろうとか、兄弟は？ 両親は？ と次々と疑問がわくはずだ。

受け取った情報を思考することを考えてみよう。思考は通常、言語で行う。言語はどのように習得されるのだろうか。人は生まれて、さまざまなことを所属する集団から教育を受ける。当然、その内容は所属する集団によって異なる。人として生きるためには、まずは言語のもつ概念を共有して集団内で意思の疎通が図れるようになることが必須である。つまり言語能力はアプリオリなものではない。言語を使って思考するということは、すでにその段階で所属する集団からの刷り込みを受けていると考えるべきであろう。

客観的だと一般的に思われている科学的データはどうだろう。ハイブリッド車は地球に優しいとトヨタのホームページにある[8]。燃費がいいことを示して地球に優しいというのだが、まだ十分に乗れる車をハイブリッド車に買い替えることは、本当に地球に優しいのか、議論の余地はありそうだ。日本原子力発電のホームページには、地球にやさしい原子力発電とある[9]。ここで示されているのは、発電の過程での二酸化炭素の排出量であるが、実はウランの濃縮や採掘、そして運搬時に多くの二酸化炭素が排出されているという[10]。

医学研究での研究手法に群間の比較があるが、どうしてそのように分けるのか、調べるパラメータはなぜそれだけなのか、有意差検定をするにしても、なぜ5％で切るのかなど、研究者の価値判断を完全に排除することはできない。このように、現実的には実験や統計から恣意性を完全に排除することはできない。データの提示方法まで含めると、科学的データでさえも「操作されていない情報」には、厳密にはあてはまらないと言わざるをえない。佐藤文隆は、「科学も含めて人間の思考の対象となるものを客観的に認識することは不可能である」という[11]。

b．情報の受け取り方

次に情報を受け取る側を考えてみる。はたして受けとる側は、情報を正しく受け取って合理的に判断しているのだろうか。実は、この点についてかなりあやしいという見解がある[12〜14]。

医療情報のように専門性が高い場合、患者は往々にして理解が不十分である。その理由として、病院という非日常的な場所で不安定な精神状態のまま受け取る可能性があることや、示されるデータに対する統計や専門領域の知識不足などが挙げられる。また落胆する情報や多すぎる情報はほしくないと

いう傾向があり、受け取る情報を無意識に取捨選択している可能性がある。どんなに多くの情報を集めようとしても、必要とするすべての情報が得られるとは限らない。もし仮にすべての情報を得ることができたとしても、それが合理的な決定にはつながらないようだ。人は一般的に自分にとって印象に残る情報を手に入れてしまったら、その事実に基づいて意思決定をする傾向がある。

c．他者にコントロールされていない

はたして他者の影響を受けない自律した自己というものがありうるのだろうか。ハーバーマス[15,16]は、人が社会の中で成長するとき、個の確立と文化的伝統を共有する社会の一員となることが同時に生じているという。人格間の交流を前提として確立されるものが自己だと考えると、純粋な主観というものは存在しない。それをハーバーマスは間主観と呼ぶ。現実の自己決定は、他者からさまざまな影響を受けた自己の間主観に基づいて行われていると考えるのが自然である。それでもなお、「自分は他者の意見には安易に流されない自律した人間である」ことを強調する人もいるだろうが、過去に読んだ本の影響、何気ない友人との会話に実は影響されている。つまり社会心理学的には、それは他者の影響を自覚していないだけであるということになる[17]。

d．自　由

欧米での自由は、JSミルの自由論に基づく「他者に危害を加えない限り、何をしてもよい」という他者危害原則がベースにある[18]。他者危害原則に反しない限り、愚行権も認められる。ところでわれわれは本当に自由を望んでいるのだろうか。実は選択の幅が多いほど人は決められず、選択しなくてすむのであれば、その環境を選ぶ可能性が高い[19]。本当に自由な状況とは実は非常に孤独で、強靱な精神力を必要とする。エーリッヒ・フロムは、人はその状況に耐えられず、自由をすて権威へ従属する傾向があると分析している[20]。

自由と自己責任との関係を考えてみる。われわれは一般的に、自由な状況で選択するのだから、その結果に対し責任を採らなければならないと考える。危険な紛争地域に足を踏み入れる人に対し、われわれは往々にして自己責任という言葉で語ることがあるが、本当にそうなのだろうか。社会心理学的には、われわれが本当に自由なのかどうかは実はわからない。その行動に対し

個人に責任を取らせなければ社会秩序が保てないので、自由であることにしよう。つまり自由であると感じるのは錯覚なのだという[17]。われわれはそんなに自由を求めているのでもなく、実際に自由なのかどうかもわからないのだから、ある程度、お互いの自由を束縛しながら干渉し合うことは、倫理的にも問題ないと考えることが可能なのではないだろうか。

e．意識的な意思決定

われわれは日常的にさまざまな場面で意思決定しながら過ごしているが、常に理性的、合理的に決定しているのだろうか。熟考して買った物でも、手に入ったとたん熱が冷めたという経験をしたことがある人は少なくないだろう。人には「欲求ミス」をしてしまう傾向がある[21]。なぜだろう。われわれは無意識を過小評価しているのかもしれない。実は意識的な理性が決断する前に、自分では意識することのない無意識が決定しており、意識は無意識が下した決定に最もらしい理由づけをしているだけだという[17,19,21]。

f．患者の自己決定や医師の思考に影響を与えるその他の因子

実際に患者はどのように医療上の決定を行っているのだろうか。ジェローム・グループマンによると、患者の決定には、医師から提示されるエビデンスだけでなく、隣人の話や自分の心理状態などさまざまなものが影響を与えているという[22]。医学が数学のように厳密なものであれば正解を求めるのに迷いはないが、残念ながら医学は不確実なものである。患者は医師の話を聞きながら、どの程度重要な決定にかかわらせようか、考えているのである。

一方、医師の思考メカニズムにも、無意識、感情、医療を取り巻く経済、学問的興味やその他の心理学的なバイアスなどさまざまなものが影響を与えているという[23]。

g．理想的な医療上の決定とは

上述のように理想的なインフォームド・コンセントが実際にはなかなか困難なのであれば、患者はさまざまな情報や意見に触れながら、決定でさえ他者とともに行うと考えたほうが現実的である。小松美彦は、共決定という決定方法を提唱する[24]。共決定とは、医師や医療従事者と患者や家族が、徹底的に話し合いながら決めていくことで、医師や医療従事者側の一方的な押しつけではなく、自己決定権を盾にした患者の単純なわがままでもなく、家族が本人の意向を無視して行うのでもない、三者による決定のことで、当然、

責任も分かち合うという考えである。

　臨床倫理の四原則を詳しく学んでも、それだけでは現場の人々の悩みは解決しない。患者の自律性の尊重と医師の善行・無危害の対立は、19世紀の後半から続く直観主義と功利主義の間の倫理学界での根深い論争に源をもつからである[25]。倫理学を学ぶとは、倫理原則を理解し忠実であることではなく、考えるための道具を与え、考え方の可能性を広げることにある[5]。自由な発言や発想から生産的な議論を行うべきで、意見の対立を強調しすぎて事態を二極化し悪化させることは避けなければならない。自分が常に理がとおっていて正しく、相手がすべて間違っていると考えてはならず、現実はもっと複雑であることを意識すべきである。両方の立場に一理あると認め、価値観が多様であることを受け入れるなら、妥協さえも正当化できるともいう。双方が同じ方向を向いて合意を探る姿勢が重要である。

5　宗教的輸血拒否に関するガイドライン・症例報告の紹介

　2008年に、日本輸血・細胞治療学会など関連5学会を中心とした合同委員会が、"宗教的輸血拒否に関するガイドライン"（以下、5学会合同ガイドライン）を公表した[26]。医療に関する判断能力と未成年者に関しても親権者の態度に応じた対応を患者の年齢別に分類し、輸血の可否について手順とともに明記している。ガイドラインの解説では、患者が輸血を受けた場合、家族や教団の理解が得られるように支援していくことを推奨している。

　また緊急かつ必要なときに相対的無輸血の方針で対応することを表明する医療機関が増えている。相対的無輸血の方針が明示された医療施設において、患者がこれに応じなければ診療を断ることも許される。ただし、当然であるがすべての医療を拒否することは許されない[27]。

　宗教的輸血拒否患者が交通事故の被害者となった場合は、加害者の過失責任が被害者の病状によって異なってくるため対応が複雑となる。救急の現場で、同意が得られないまま輸血を行ったケースが報告されている[28]。

アプローチ例

　本症例は、正常な判断能力のある成人女性と考えられる。患者の信仰に基づく医療上の信念は尊重されなければならない。適応のある医学的処置が、輸血を必要とせずに行えるかどうかは医師の判断による。宗教的輸血拒否患

者だからといって、簡単な縫合処置も行わないというのは適切な対応ではないであろう。

治療の選択に関して、欧米などでは心室中隔欠損に対するカテーテル治療が始まっているが、まだ日本では一般的ではない。しかし選択肢として検討する余地はある。

最終的に手術を選択することとなったら、施設での対応マニュアルにそって必要な手続きを進めることが望ましい。資料として5学会合同ガイドラインを挙げる[26]（文献URL参照）。

1 輸血について

人工心肺を用いた開心術の場合、医師が無輸血で手術が可能だと判断しても、予期せぬ出血への対処を患者と相談のうえ、あらかじめ決めておく必要があると考えられる。その際に取りうる選択肢としては、以下の2つがある。

a．患者の意思を尊重し無輸血とする（絶対的無輸血）

輸血拒否と免責に関する証明書[26]などの適切な書類を作成する。これにより、一般的な注意義務を尽くしている限り、輸血を行わないことで患者が死亡しても医師の法的責任は問われないと考えられる[27]。

b．最大限無輸血で行うこととするが、生命に危険が及ぶと判断された場合には輸血を行う（相対的無輸血）

現在では、必要なときには輸血をする相対的無輸血の方針で対応するとする医療機関が増えている。相対的無輸血の方針が明示された施設では、患者がこれに同意しなければ診療を断ることは許され、その際は転院を勧める[27]。

2 血液製剤や他の代替療法

血液製剤や他の代替療法について、何を認めて何を拒否するのか事前に詳しく具体的に話し合い、書類に記載しておく[26]。信仰はひとりひとりの個人の生き方の問題であるので、ある宗教の信者であることを理由に画一的には決められない。宗教的輸血拒否は、個々の患者の自己決定の原理に基づくものだからである。話し合う中で、患者が教義のどの点を気にしているのかを

明らかにすることも重要である。宗教的なタブーのあるものは、教典を人間が解釈するという人間の視点となっているものもあり、時代とともに変わっていく可能性がある。患者が容認したいと考えている血液製剤の種類や代替療法について、医師側からだけでなく教会関係者からも、過去の事例や提言が患者に寄り添う形で伝えられることが望ましい。患者の自己決定を妨げるような圧力がない状態で、患者自らが考えられるよう援助することが理想である。

まとめ

　本症例の核心である宗教的価値観と医師の良心の対立の背景を明らかにした。宗教的輸血拒否は患者の自己決定に基づいている。自己決定を臨床の現場に具現化するシステムがインフォームド・コンセントであるが、現実的なインフォームド・コンセントとはどのようなものかを詳説した。
　それらを踏まえて、提示された正常な判断能力のある成人の宗教的輸血拒否患者へのアプローチ例を示した。

【文　献】

1) トビー・L・ショーンフェルド．宗教的な価値観と医療行為の決定．D・ミカ・ヘスター．前田正一, 児玉　聡訳．病院倫理委員会と倫理コンサルテーション．東京：勁草書房；2009．p. 149-81.
2) 佐伯啓思．日本の愛国心．東京：ＮＴＴ出版；2008.
3) アレンカ・ジュパンチッチ．冨樫　剛訳．リアルの倫理―カントとラカン．東京：河出書房新社；2003.
4) 佐伯啓思．自由とは何か．東京：講談社；2004.
5) アンソニー・ウエストン．野矢茂樹訳．ここからはじまる倫理．東京：春秋社；2004.
6) 大桃美穂．終末期医療と死への準備教育．生命倫理2012；22：51-8.
7) イヴァン・イリッチ．金子嗣郎訳．脱病院化社会―医療の限界．東京：晶文社；1998.
8) TOYOTA．クルマこどもサイト．https://www.toyota.co.jp/jp/kids/eco/hybrid.html（2017年1月閲覧）
9) 日本原子力発電株式会社．地球にやさしい原子力発電．http://www.japc.co.jp/atom/atom_1-5.html（2017年1月閲覧）
10) 小出裕章．原発のウソ．東京：扶桑社；2011.
11) 佐藤文隆，艸場よしみ．科学にすがるな！．東京：岩波書店；2013.
12) マーシャ・ギャリソン．生命倫理と自己決定権．自己決定権を飼いならすために．土屋裕子訳．樋口範雄，土屋裕子編．生命倫理と法．東京：弘文堂；

2005. p. 1-25.
13) カール・E・シュナイダー．生命倫理と法──発想の転換．生命倫理はどこで道を間違えたのか．樋口範雄，岩田 太編．生命倫理と法Ⅱ．東京：弘文堂；2007. p. 435-59.
14) 樋口範雄．続・医療と法を考える．東京：有斐閣；2008.
15) 中岡成文．ハーバーマス．東京：講談社；2003.
16) ジェームズ・ゴードン・フィンリースン．村岡晋一訳．ハーバーマス．東京：岩波書店；2007.
17) 小坂井敏晶．社会心理学講義．東京：筑摩書房；2013.
18) JSミル．塩尻公明，木村健康訳．自由論．東京：岩波書店；1971.
19) ジョナサン・ハイト．藤澤隆史，藤澤玲子訳．しあわせ仮説．東京：新曜社；2011.
20) エーリッヒ・フロム．日高六郎訳．自由からの逃走（新版）．東京：東京創元社；1965.
21) ウイリアム・B・アーヴァイン．竹内和世訳．欲望について．東京：白揚社；2007.
22) ジェローム・グループマン，パメラ・ハーツバンド．堀内志奈訳．決められない患者たち．東京：医学書院；2013.
23) ジェローム・グループマン．美沢恵子訳．医者は現場でどう考えるか．福岡：石風社；2011.
24) 小松美彦．自己決定権は幻想である．東京：洋泉社；2004.
25) 児玉 聡．功利と直観．東京：勁草書房；2010.
26) 宗教的輸血拒否に関する合同委員会（日本輸血・細胞治療学会ほか）．宗教的輸血拒否に関するガイドライン．2008. http://www.anesth.or.jp/guide/pdf/guideline.pdf（2017年1月閲覧）
27) 吉田雅幸，藍 真澄．日本医師会．医の倫理の基礎知識．各論的事項No3. エホバの証人と輸血. http://www.med.or.jp/doctor/member/kiso/d3.html（2017年1月閲覧）
28) 濱島高志，池田栄人，上島康生ほか．交通事故の被害者で大量出血したエホバの証人の信者に対して輸血を施行した1例．日救急医会誌2001；12：59-62.

（田村　高志）

11 高齢者糖尿病患者の出血性ショックによる慢性腎不全の悪化

　88歳の男性。介護施設で寝たきりであるが介護により経口摂取は可能である。30年来の糖尿病で経口糖尿病薬を服用しており、腎機能は透析寸前の状態であった。1週間前に、吐下血から出血性ショックになり、救急外来に搬入された。輸血、輸液をしつつ循環動態を安定させ、上部内視鏡検査を施行したところ胃潰瘍からの出血と判明しクリッピングし止血した。翌日から尿が出ず、溢水状態となり、持続血液濾過透析をこの間施行してきた。1週間たっても尿量がなく、医療チームは生命の維持には、この患者に今後透析を導入することが必要であると考えている。
　透析の適応などはどのように考えていくとよいのであろうか。

 解説・問題点

本患者の問題点として以下が挙げられる。
①超高齢者で寝たきりで、食事摂取も自分ではできない。
②糖尿病のため慢性腎不全があり、出血性ショックを契機に透析が必要となった。
③若年者と同様に透析は適応になるのか？
など

1 本症例患者の状態をどのようにとらえるか

　厚生労働省の"終末期医療決定プロセスに関するガイドライン"では、終末期は多様化しており、がん末期患者に加えて、慢性症状が徐々に進行し死に至る慢性疾患の終末期、衰弱が緩慢に進む高齢者の終末期などがあり、それぞれの終末期の状態、患者のQOL、その意思能力などを考慮した医療、ケアが行わなければならないことが示されている[1]。

第Ⅲ章　治療拒否、差し控え　101

表1 医療倫理の四原則

①患者の自律性の尊重（respect for autonomy）	自律的な患者の意思決定を尊重する規範
②無危害（non-maleficence）	患者に危害を加えてなならないとする規範
③善行（beneficence）	患者に益をもたらす規範
④正義・公正（justice）	利益とリスク・費用を公平に配分するための規範

　本症例患者は、吐下血発症前は、88歳の超高齢で介護施設での寝たきり30年来の糖尿病で、腎機能は透析寸前の状態であったことから慢性症状が徐々に進行したことに加え衰弱が緩慢に進行した超高齢者の終末期に近い状態であったと考えられる。さらに、出血性ショックおよび溢水状態となり一時生命危機の状態となり、透析をしなければ生命維持ができない状態である。

2　透析の適応をどのように考えるか

　よりよい終末期医療を実現するためには、医療・ケアチームによる適切な情報の提供と説明、患者と医療従事者との話し合い、患者本人との意思決定が原則とされ、医療行為の開始・不開始・変更・中止の判断は医療・ケアチームが医学的妥当性と適切性を基に慎重に判断しなければならない[2,3]。

　本症例患者の透析の適応については医療倫理の四原則（表1）[4〜6]に基づき、また日本透析医学会血液透析療法ガイドライン作成ワーキンググループの"医療チームが維持血液透析の見合わせを検討する状況"[3]（表2）を参考にして考え、引き続き臨床倫理学の症例分析に有用な臨床倫理（ジョンセン）の四分割法[7]を用いてアプローチすることがよいと考える。

 アプローチ例

1　医療倫理の四原則に基づき透析適応を考える

　表1に示す医療倫理の四原則は、①患者の自律性の尊重（respect for autonomy）、②無危害（non-maleficence）、③善行（beneficence）、④正義・公正（justice）である。

表2 医療チームが維持血液透析の見合わせを検討する状況

1）維持血液透析を安全に施行することが困難であり，患者の生命を著しく損なう危険性が高い場合 　①生命維持が困難な循環・呼吸状態などの多臓器不全や持続低血圧など，維持血液透析がかえって生命に危険な病態が存在 　②維持血液透析実施のたびに，器具による抑制および薬物による鎮静をしなければ，バスキュラーアクセスと透析回路を維持して安全に体外循環を実施できない
2）患者の全身状態が極めて不良であり，かつ「維持血液透析の見合わせ」に関して患者自身の意思が明示されている場合，または，家族が患者の意思を推定できる場合 　①脳血管障害や頭部外傷の後遺症など，重篤な脳機能障害のために維持血液透析や療養生活に必要な理解が困難な状態 　②悪性腫瘍などの完治不能な悪性疾患を合併しており，死が確実にせまっている状態 　③経口摂取が不能で，人工的水分栄養補給によって生命を維持する状態を脱することが長期的に難しい状態

（日本透析医学会血液透析療法ガイドライン作成ワーキンググループ．透析非導入と継続中止を検討するサブグループ．維持血液透析の開始と継続に関する意思決定プロセスについての提言．透析会誌．2014；47：269-85より引用）

①患者の自律性の尊重原則

　本症例患者においてまず考慮すべき点は、同意能力（判断能力）の有無である。同意能力（判断能力）とは医療従事者によって行われる説明を理解し、自分の価値観に照らして、提案された医療を受けるかどうかを理性的に決定できる能力である。同意能力の有無を見極め、同意能力があれば医療チームから透析導入に関するインフォームド・コンセントを得ることができる。インフォームド・コンセントの要件は、
　①患者に同意能力があること、
　②患者への十分な説明がなされること、
　③患者がその説明を理解すること、
　④患者が医療の実施に同意すること、
である。
　本症例では同意能力については不明であるが、同意能力があると判断すれば、透析の目的・内容・必要性・有効性および透析に伴う有害事象の内容と、その発生の可能性および透析を行わなかった場合の結果などを説明する。同意能力がない場合は本人の意思を忖度できる家族・代諾者に同様の説明をする。
　本人があるいは代諾者が透析についての説明を理解し、透析を希望した場合には同意書をとり、自律性尊重の規範に立ち透析の適応となる。インフォームド・コンセントの概念は、治療拒否や他の治療法の選択も含まれ、意思決

定能力のある患者には、治療の拒否によって障害や死に至る場合でも、その治療を拒否する権利がある[8]。医療チームが導入することが必要と判断しても、希望しない場合は透析の適応は差し控えられる。

②無危害原則

生は死より良いゆえに死の害悪を回避するために血液維持透析を導入することは無危害であるという考えがある。一方、患者にとって必ずしも生が死より良いということはできない。なぜなら維持血液透析は循環動態に多大な負荷を与える治療行為であり、また時間的拘束、シャント管理およびその合併症、穿刺時の疼痛など患者にとって苦痛となる可能性があり無危害とは言い難い面もある[9]。

また、本症例患者においては胃潰瘍からの出血で出血性ショックとなり無尿となり透析の導入が必要な状態となった経緯があり、透析施行に必要な抗凝固薬投与によって胃潰瘍からの再出血の危険性もある。さらに、患者の全身状態が間歇的な血液維持透析に耐えうる状態でないことも危惧される。したがって本患者においては透析治療が必ずしも無危害であると断定はできない。

③善行原則

患者に利益をもたらせることに関しては、患者の治療に最善を尽くすべきという考えで、治療方法があることはないことより良い。腎不全の患者に対して血液透析療法があることは、良いことであり、その良いことを勧めることは正しいことである。血液透析療法は、腎不全患者にとって標準的な治療の選択肢であり標準的治療を行わないことは正しい医師の行為とはいえない。さらに、透析を導入することは溢水を防止することになり、溢水に伴う患者の苦痛を軽減する利益をもたらす。一方、透析療法は腎不全患者の延命治療でしかないという考えかたもあり、また、透析施設への週3回の移送など患者とその家族あるいは介護者の負担増を考慮すると、両者にとって必ずしも最善の利益とならないことも懸念される。

④正義・公正原則

社会的な利益と負担は正義の要求と一致するように配分されなければならいという考えである。正義の形式的原則として、「Treat like cases alike」があり同様の患者は同様に扱うことは正しい。したがって、これまでの腎不全

患者と同様に患者に透析療法を導入することは正しい。一方、medical futility すなわち医療資源の有限・無限にかかわらず治療自体が無意味・無益であるという事例に該当するかどうかの判断は難しい状態である。医療資源の配分に関して、一つ一つの治療に多少なりとも生理学的・薬理学的効果があっても、患者全体に益するものでなければ意味がない[10,11]という考えもある。透析を導入しても介護施設で寝たきりの状態から回復する可能性はなく、医療資源の節約（ration）すなわち医療資源には限りがあるので、治療効果の薄い、高価な治療はできないという観点からは透析を差し控えるという選択肢もある。

2 臨床倫理（ジョンセン）の四分割法を用いて透析適応を考える

前項では医療倫理の四原則に従って、当該患者の透析導入に関して考えてみた。すべての原則を満たすことが望ましいが、本症例患者では原則同士が対立するいわゆる「倫理的ジレンマ」状況のみならず、原則内においても対立が生じている状況がある。

臨床判断が困難な症例に直面した場合の倫理的検討として、臨床倫理の四分割法を用いて考える方法がある[7]。四分割は、①医学的適応（Medical Indication）、②患者の意向（Patient Preference）、③QOL（Quality of Life）、④周囲の状況（Contextual Features）に分ける。

医療倫理の四原則を本分割法に当てはめると、
① 医学的適応は、善行および無危害原則
② 患者の意向は、患者の自律性の尊重原則
③ QOLには、善行、無危害、患者の自律性の尊重原則
④ 周囲の状況には、正義・公正原則

が該当する。当該患者の透析適応についてこの四分割表で検討したものを図に示す。

①医学的適応

まず超高齢者であるが、年齢だけを根拠に治療が無益であるというエビデンスはない[11,12]。また、年齢に基づいた差別は道徳的に間違っておりまた患者の社会的価値に基づいて治療を提供したり拒否したりすべきではない[7]。持続血液濾過透析施行中で生命維持には透析が必要であるという医学的適応

①医学的適応（Medical Indication） 　善行と無害原則	②患者の意向（Patient Preferences） 　患者の自律性の尊重原則
・88歳男性，介護施設で寝たきり ・30年来の糖尿病末期透析寸前の腎機能，出血性胃潰瘍で出血性ショック，クリッピング止血，以後無尿で持続血液濾過透析施行，無尿が継続し生命維持には透析が必要な状態 ・透析は侵襲的で無危害ではない	・同意能力不明，施設入所で代諾者の存在不明 ・本人（あるいは代諾者）が同意能力があり説明を受け同意すれば適応する．拒否すれば施行しない ・代諾者がいない場合，医療チームで検討し場合によっては倫理委員会で検討
③QOL（Quality of Life） 　善行，無危害，患者の自律性の尊重原則	④周囲の状況（Contextual Features） 　正義・公正原則
・透析によって生命は維持されるが寝たきり状態は継続，透析を行わなければ生命維持はできない ・週3回の透析時の穿刺時の疼痛，循環動態の悪化，再出血の危険性	・救助原則，他の腎不全患者と同様に透析 ・質的な無益性，医療資源配分の問題 ・透析の施行場所，移送・移動に伴う家族・介護者の負担増大の可能性 ・透析を導入しない場合，延命治療の中止として許容されるか

図　臨床倫理（ジョンセン）の四分割表

〔アルバート・ジョンセンほか．赤林　朗，蔵田伸夫，児玉　聡監訳．臨床倫理学（第5版）．東京：新興医学出版；2006の臨床倫理の四分割表に，医療倫理の四原則と本症例を記入〕

はある。一方、透析は侵襲的で無危害ではない。また、寝たきり状態であることから、日本透析医学会による「医療チームが維持血液透析の見合わせを検討する状況」[3]の一つである透析実施のたびに、器具による抑制および薬物による鎮静をしなければ、バスキュラーアクセスと透析回路を維持して安全に体外循環を実施できない（表2）に該当する危険性もある。

②患者の意向

本症例患者の同意能力は不明、さらに施設入所で代諾者の存在も不明である。患者自身あるいは代諾者に同意能力があり説明に同意して透析を希望した場合は、合意内容を文書化して透析を適応する。逆に説明して同意を得られない場合には透析の導入は差し控えなければならない。代諾者がいない場合、医療・ケアチームで検討しさらに結論が出ない場合には倫理委員会などで検討する。

③QOL

透析によって生命は維持されるが寝たきり状態の改善は期待できない。また週3回の透析時の穿刺時の疼痛、循環動態の悪化、再出血の危険性などの危害が生じる可能性も高い。

④周囲の状況

救助原則（顔の見える人が生命の危険にある状況に対して、誰が助けられたかを特定できない状況に対してより多くの資源を優先的に分配すべきだとする原則）[6]、および他の腎不全患者と同様に透析を行うことは善行として正当化される。しかし、質的な無益性や医療資源の公平性の点での問題が存在する。さらに透析はどこの施設で行うのか、また透析を行う施設への移動・搬送などにおいて介護者の負担が増大することも懸念される。一方、透析を導入しない場合、延命治療の中止は許容されるのかという問題も介在するが、本症例患者において最善の治療として透析を見合わせた場合には許容されると考えられる。

まとめ

本症例患者の透析の適応・非適応について医療倫理の四原則および臨床倫理の四分割表で考察した。

生命維持という医学的適応を優先し、患者の同意能力があり、医療・ケアチームによる適切な情報の提供と説明がなされて同意された場合は透析を適応する。逆に、同意されない場合には透析は行わない。

しかし、そのほかには倫理的ジレンマが存在し、この中の何を優先すべきかを現場の医療・ケアチームが総合的に評価して適応・非適応の判断をしなければならない。いかに先端技術を使いこなすかでなく、いかに使うべきか、使わないかを熟慮すること[13]が求められる。本症例患者にとって何が最善の医療か、患者の尊厳を考慮したとき、維持血液透析を見合わせることも最善の医療を提供するという選択肢となりうる[3]。

【文 献】

1) 日本医師会．会員の倫理・資質向上委員会．終末期医療．医師の職業倫理指針（第3版）．東京：日本医師会；2016．p. 25-30.
2) 厚生労働省．終末期医療決定プロセスに関するガイドライン．http://www.mhlw.go.jp/shingl/2007/05/dl/s0521-11a.pdf（2017年4月閲覧）
3) 日本透析医学会血液透析療法ガイドライン作成ワーキンググループ．透析非導入と継続中止を検討するサブグループ．維持血液透析の開始と継続に関する意思決定プロセスについての提言．透析会誌2014；47：269-85.
4) Beauchamp TL, Childress J. Principles of biomedical ethics（1st ed）．New York：Oxford University Press；1979.
5) 世界医師会．医の倫理の主要な特徴．樋口範雄監訳．WMA医の倫理マニュアル（原著第3版）．東京：日本医師会；2016．p. 15-27.

6) トニー・ホープ. 児玉　聡, 赤林　朗訳. 一冊でわかる医療倫理. 東京：岩波書店；2007. p. 82-6.
7) アルバート・ジョンセンほか. 赤林　朗, 蔵田伸夫, 児玉　聡監訳. 臨床倫理学（第5版）. 東京：新興医学出版；2006. p. 1-13.
8) 世界医師会. 医師と患者. 樋口範雄監訳. WMA医の倫理マニュアル（原著第3版）. 東京：日本医師会；2016. p. 29-49.
9) 日本看護協会.高齢者の透析治療の選択［事例分析］. 看護倫理.看護実践情報 http://www.nurse.or.jp/rinri/case/jirei11/analyze.html（2017年4月閲覧）
10) Shneiderman LJ, Jecker NS, Jonsen AR. Medical futility：its meaning and ethical implications. Ann Intern Med 1990；112：949-54.
11) 金城紀与史. 高齢者医療とmedical futility. 社会的コンセンサスを形成し, 患者・家族の価値観にあった治療を目指す. Intensivist 2012；4：80-6.
12) Boumendil A, Somme D, Garrouste-Orgeans M, et al. Should elderly patients be admitted to the intensive care unit? Intensive Care Med 2007；33：1252-62.
13) Rosenbaum L. The art of doing nothing. N Engl J Med 2011；365：782-5.

（公文　啓二）

12 精神疾患を有する若年者の自殺企図による心肺停止患者に対する集中治療の是非

　21歳の女性。強迫神経症で5年間精神科受診歴あり。家族の留守中に首を吊り自殺を図った。救急隊到着時、心静止であり、換気と胸骨圧迫をして病院搬入された。病院搬入時、瞳孔散大、無脈性電気活動（PEA）を認めた。気管挿管し静脈路を確保しアドレナリンを1 mg静注したところで心拍再開した。家族から、「これまで大変だったし、本人もつらい思いをしてきたので、延命治療は嫌である」と言われる。
　ICUにおける治療はどうすべきか。

 解説・問題点

　本症例は精神疾患を有する患者の自殺企図の症例である。自殺者数は、平成21年の32,845名をピークに減少傾向であるが、平成28年は21,764名であった[1]。自殺を完遂していない未遂で終わるような自殺企図の症例についての統計はなく、自殺者数の数倍から数十倍と考えられている。日本では、自殺の方法として縊首が選ばれることが最も多く、特に若い年代でその傾向がある[2]。

　心肺停止患者に対しては、心停止による脳への血流低下により低酸素脳症による障害が起こるため、心拍再開後には集中治療管理の適応となることがある。心停止症例では、集中治療を行っても脳に重度の障害が残る場合が少なくなく、特に縊首による心停止症例の場合には神経学的転帰が悪いことが報告されている[3]。

　治療方針の決定には、患者本人の意思が最優先されるが、心肺停止症例の場合は、意識障害により患者の意思が確認できない場合が多く、患者にとっての最善の治療を医師が家族に説明し行われることが多いと思われる。本症例では、家族が明確に「延命治療は嫌である」という訴えがあり、積極的治療に前向きではない状況が予想され、医師が家族に治療方針を提示しても受

け入れられないということが考えられる。

本症例で考えられる問題点を以下に挙げる。
①患者本人が治療方針に対して意思を示せない場合は、家族に決定権があるのかどうか。
②どのような治療が延命治療にあたるのかどうか。
③自殺企図という状況で治療の差し控えもしくは中止が認められるのかどうか。

1 インフォームド・コンセントと家族による代理決定

インフォームド・コンセントとは、情報・説明（information）を与えられたうえでの同意・承諾（consent）である。インフォームド・コンセントの成立要件には、
①意思を伝える能力があること、
②同意することに自発性があること、
③十分な説明がなされること、
④その説明を理解していること、
⑤同意をしていること、
とされている[4]。

救急医療の現場においては、患者に同意能力がない場合も少なくない。例えば、患者が病気によって脳障害を起こしている場合や薬物によって意識が朦朧としている場合、認知機能障害、精神障害や知的障害により同意能力を欠如している場合などが挙げられる。その場合には、他者が本人に代わって同意する代諾という手段がとられることになる。一般的には、患者が小児の場合は、子どもに最善の利益を図ることができると考えられる親が代諾者になり、患者が大人の場合は、患者の価値観を最も反映できる近親者が選ばれることが多い。その場合には次の手順が必要である。
①患者の意思・事前意思が確認できる場合はそれを尊重し、
②確認ができない場合には家族などの話から推定できる場合は、その推定意思を尊重し、
③推定できない場合には患者にとっての最善の利益になる医療を選択する、
こととなっている[4]。

2　延命治療と救命治療

　延命治療についての統一された定義は存在しないが、一般的な救命治療行為としては、
　①心肺蘇生（胸骨圧迫、気管挿管／気管切開、人工呼吸）
　②栄養管理（経管栄養／胃瘻／中心静脈栄養）
　③輸血
　④昇圧薬
　⑤抗菌薬
　⑥医療用麻薬

とさまざまである[5]。本症例では心肺停止症例であり、蘇生後の集中治療管理、つまり気管挿管による人工呼吸器管理や脳低体温療法、栄養管理が必要な治療と考えられる。

　「延命治療」という言葉は、「延命医療」や「延命処置」という言葉と同義語で使用されている。日本では、延命治療についてはさまざまな議論がなされてきたが、日本学術会議臨床医学委員会終末期医療分科会が2008年に「延命治療」という用語を使用し以下のように定義している。

　「延命治療とは、一般的には"何らかの治療行為を行わなければ死に至るはずのものを、生きながらえさせる"ための治療としての意味合いで使われている。がん、心臓病、アルツハイマー病に対する"代替療法"を、延命治療法として取り扱っている場合もあり、すぐに死に至るような病状ではなくても使われることがある。また、無駄な医療行為との意味合いが含まれて使われることも少なくないが、延命治療を行うことと、行っている延命治療の医学的無益性の判断とは本来別の問題であると考えられる。さらに、治療内容は人工呼吸器や補助循環に止まらず、終末期では輸液管理や栄養管理までが延命治療に含まれることが多い。このように、延命治療が意味するところは広汎である。

　以上のような経緯を踏まえると、終末期であることを前提にして考えるなら、日本医師会医事法関係検討委員会答申（平成16年3月）にあるように、『延命処置とは生命維持処置を施すことによって、それをしない場合には短期間で死亡することが必至の状態を防ぎ、生命の延長を図る処置・治療のことをいう』というのが、妥当な定義と思われる」[6]

　上記のような解釈で考えると、本症例においての救命治療は延命治療には

当てはまらないと考えられる。

3 自殺企図という状況で治療の差し控えもしくは中止が認められるのか？

　自殺（自ら命を絶つ行為そのものに）は法的には処罰規定がないが、「人を教唆し若くしは幇助して自殺させ、又はその嘱託を受け若しくはその承諾を得て殺した者は、6ヵ月以上7年以下の懲役又は禁固に処する」（刑法202条）とされ、本人ではない者の（本人の）「自殺関与と同意殺人」を処罰の対象としている。1991年の東海大学事件判決の際に、家族による患者意思の推定が許される場合が示されている。そこには、

①家族が患者の性格・価値観・人生観などについて十分に知り、その意思を的確に推定しうる立場にあること、

②家族が患者の病状・治療内容・予後などについて、十分な情報と正確な認識をもっていること、

③家族の意思表示が、患者の立場に立ったうえで真摯な考慮に基づいたものであること、

④医師が、患者または家族をよく認識し理解する立場にある場合、

に家族による本人意思推定が可能となるとされている[4]。医療従事者は、家族による推定意思を可能とするために患者の状況などの情報を、正確に家族に伝えることが必要である。また、家族の推定意思による場合には、その根拠となる十分な情報を得ておくことが最も重要である。

　このような救急・集中治療における終末期医療に関する問題を解決するため、日本救急医学会、日本集中治療医学会および日本循環器学会により"救急・集中治療における終末期医療に関するガイドライン〜3学会からの提言〜"（以下、3学会合同ガイドライン）が作成された。救急・集中治療における終末期は、ICUなどで治療されている急性重症患者に対し適切な治療を尽くして救命の見込みがないと判断される時期と定義されている[7]。そのため本症例において、搬送時には終末期にはあたらないと考えられ、適切な治療を行う必要がある。そのうえで、適切な治療を行ったにもかかわらず不可逆的な全脳機能不全や複数臓器の不可逆的機能不全により人工的な装置に依存している状態となった場合には、延命処置に対する対応を検討することとなる。救急・集中治療における終末期の延命処置については患者の意思を最優先することとなっている。しかし、意識障害などで患者意思が確認でき

ないような場合でも、患者の意思が推定できる場合にはそれを尊重する。本症例においては、文章などでの具体的な確認方法はなく、精神疾患などのため意思の推定が困難なため、患者にとっての最善の方法を選択することになる。最善の方法を考えるうえで、3学会合同ガイドラインでは、医療チームの役割が重要であるとされている。特に終末期と判断するプロセスを多職種で複数回にわたって議論すること、またその議論の過程をきちんと診療録に記載することとなっている。要するに、主治医が決定することではなく、また、家族が決定することでもないという点が重要である。

 ## アプローチ例

　当院では、自殺企図による心肺停止例であっても精神症状に基づく自殺企図の可能性があるため、他の内因性疾患による心肺停止症例と同様の集中治療管理を行う方針としている。つまり、気管挿管による人工呼吸器管理、脳保護のための脳低体温療法、経鼻胃管による経腸栄養管理を行う。

　本症例のような治療に積極的でない場合には、家族へのアプローチが重要である。重要なタイミングとしては、

①搬送時
②治療中
③治療後

が挙げられる。

　搬送時には、自殺企図という特殊な状況であるため、家族も混乱している場合が多い。そのため家族を落ち着けるようなアプローチが重要となり、治療を拒否するような家族に対しては、治療の必要性を理解してもらうために、積極的にコミュニケーションをとるように努める。例えば、家族が今までにも精神症状で苦労をしてきたことがわかれば、その労をねぎらったり、動揺しているような場合には、落ち着けるような態度でゆっくり話をする。治療を拒否している場合でも家族には、生きていてほしい気持ちがあるため傾聴することによって治療に対する抵抗がなくなることがある。精神障害に伴う自殺企図の場合には、家族内でのトラブルが起こることも少なくないため、家族（特に両親）には、患者が自殺企図に追い込まれた原因で自分たちを責めることがある。そのような場合は、決してそれだけが理由でないことを伝える必要がある。医療者側から家族の負担を理解する態度を示すとともに、必要であれば精神科医やソーシャルワーカーによるサポートもしていくこと

を伝えることで安心することもある。

　治療開始後には、人工呼吸器などの人工臓器が装着される場合もあり、治療をしてしまったことによる後悔をすることがある。その場合には、適宜治療の経過を説明して、なぜ必要なのかを説明する。病状についても、過度に強調する必要はないが改善している点などを説明すると治療の必要性を理解しやすくなる。

　脳低体温療法が終了後に意識の改善がない場合は、例えば、脳波や頭部CT・MRIなどで脳機能の評価を行う。脳機能が回復した場合には、人工呼吸器などの人工臓器から離脱し精神科的な介入が必要か判断をしながらリハビリテーションを行う。脳機能が重度に障害され、遷延性意識障害の診断をするためには、一般的に3ヶ月間が必要である[8]。長期間の治療になってくるとあきらめの感情になったり、見ているのがつらいと言って極端に面会が減る家族もいる。一方で、1日でも長く生きてほしいと思うなど家族の反応はさまざまである。どちらの場合にも、適宜経過の説明は必要であり、また症例に応じたサポートを行っていくことが必要である。

　最終的に専門医による遷延性意識障害と診断した時点で、以後の治療方針についてカンファレンスで治療方針の検討を行う。つまり、家族の希望があれば積極的な延命治療や、積極的治療の差し控えや中止を検討することができる。実際には、家族の希望を聞いたうえでその根拠となる情報を十分に聴取してから、多職種を含めたカンファレンスで決定している。

 ## 類似問題の異なるアプローチ例

　本症例で、患者が延命治療を希望しない旨が文章などで明確に示さていた場合は、異なったアプローチが必要となる。

　搬送時からの初期対応から急性治療までの治療については、救急・集中治療における終末期にあたらない[7]ため対応は変わらない。遷延性意識障害の診断がされた後の対応に違いがある。

　3学会合同ガイドライン[7]では、患者の事前指示がある場合は、それを尊重することが原則とされている。事前指示とは、事前に患者が医療従事者や家族と話し合って決めた場合や文章などの書面で記載がしてある場合の終末期についての治療の意向のことである。ただし、精神疾患を患っている場合には、事前指示があったとしても一時的な感情であったり、正確な意思表示ではない可能性もあるため事前指示の判断には注意が必要である。単に事前

指示があるからと鵜呑みにすることなく、その根拠となる情報をかかりつけの主治医や、保健所、ケースワーカーなど日々の生活でかかわっている人との連携も行い聴取してから判断する必要がある。事前指示に対する家族の意見や反応も考慮して治療は決定する。

まとめ

「自殺企図」＝「延命治療を希望しない」ということでは決してない。精神疾患を有する患者の救急・集中治療における終末期の治療方針の決定には、終末期と判断するための十分な根拠となる情報を得る必要があり、それを多職種で繰り返し議論をしてから判断することが重要である。

【文　献】

1) 厚生労働省．自殺統計：各年の状況平成28年の年間速報値警視庁の自殺統計に基づく自殺者数の推移等．http://www.mhlw.go.jp/file/06-Seisakujouhou-12200000-Shakaiengokyokushougaihokenfukushibu/201612-sokuhou.pdf（2017年3月閲覧）
2) Hee Ahn M, Park S, Ha K, et al. Gender ratio comparisons of the suicide rates and methods in Korea, Japan, Australia, and the United States. J Affect Disord 2012；15；142：161-5.
3) Shin J, Lee H, Kim J, et al. Outcomes of hanging-induced cardiac arrest patients who underwent therapeutic hypothermia：a multicenter retrospective cohort study. Resuscitation 2014；85：1047-51.
4) 箕岡真子．蘇生不要指示のゆくえ 医療従事者のためのDNARの倫理．東京：ワールドプランニング；2012．p. 34-8.
5) 加藤　愼．DNARの法的課題．蘇生 2016：34：71-4.
6) 日本学術会議臨床医学委員会終末期医療分科会．終末期医療のあり方について―亜急性期の終末期について―．http://www.scj.go.jp/ja/info/kohyo/pdf/kohyo-20-t51-2.pdf（2017年3月閲覧）
7) 日本集中治療学会，日本救急医学会，日本循環器学会．救急・集中治療における終末期医療に関するガイドライン〜3学会からの提言〜．http://www.jsicm.org/pdf/1guidelines1410.pdf（2017年3月閲覧）
8) Jay H. Rosenberg. Practice parameters：assessment and management of patients in the persistent vegetative state（summary statement）. The Quality Standards Subcommittee of the American Academy of Neurology. Neurology 1995；45：1015-8.

（堀　智志、木下　浩作）

13 医療事故後1週間目の死亡症例

　91歳の女性。肺炎で入院し、鎮静下に人工呼吸施行中。経腸栄養を開始するために胃管を挿入した。胃泡音を確認し胃管が胃内に挿入されていると思われた。X線で胃管先端確認後に経腸栄養開始予定であったが、その前に経腸栄養が開始された。その直後より、バッキング、低酸素血症が出現し、気管内への経腸栄養の注入が疑われた。患者は、1週間後に呼吸不全で亡くなった。
　警察への届け出はどうすべきか。

 問題点

本症例の問題点として以下の4点が挙げられる。
①医療事故とその対応
②警察への届け出問題
③異状死の定義と、その解釈の変遷
④医療事故調査制度の発足
今（2017年）現在、どうしたらよいか？

　本症例は医療事故であることが濃厚であり、なおかつ死亡例であるため、警察への届け出の是非という問題が出てきた。臨床倫理（ジョンセン）の四分割法[1]を使用して問題の抽出から始めたいところである。実際の臨床ではさまざまな倫理的要素が議題に挙がるであろうし、現実の対応にはそれらすべてが大事であろうが、本症例で重要になる事項は、どうしても医療紛争にかかわること、すなわち法律談義がメインとならざるをえない。具体的には上記に挙げた問題点を、ケースへのアプローチを進めながら適宜解説を加えていく。特に、「診療関連死の警察届け出」という問題に焦点を絞って論じてゆきたい。

第Ⅳ章　診療関連死　117

解説・アプローチ例

1 経過例

まず、対照的な2つの対応例を考えてみる。

●対応①

警察などに特に届け出はせず。1週間前の胃管誤挿入および誤注入、低酸素のエピソードは家族にも知らせてはいないし、単に肺炎悪化というストーリーで、死因：肺炎と死亡診断書に記入。面会に来ていた息子夫婦が、1週間前から急激に悪くなっていたことを内心気にしており、死亡時に主治医に詳細の説明を希望。経過を聞いて、胃管のことに引っかかり、さらに詳細に記録を閲覧希望され、胃管挿入直後のX線写真があり事故について初めて知った。その後ずいぶん悩んだものの、死亡まで事故について何の説明もなかったこと、死亡宣告時の医師側の態度があっさりしたものだったことなどが不満で、弁護士に相談。最終的には半年後に謝罪と損害賠償を求めて訴訟に踏み切った。

●対応②

事故があった直後から安全管理を担当する部署が起動。当事者に事情を詳細に聞きとり、アクシデントレポートなども作成、カルテにも詳細に記載。キーパーソンである息子夫婦にも来てもらい、経過を説明、謝罪。今後の治療方針、見通しなども説明した。もともと寝たきりで、肺炎による入退院が繰り返されていたこともあり、息子らはもう潮時かとの思いがあり、そのように主治医に話した。1週間後に亡くなったとき、主治医から医療事故調査センターへの届け出と、警察への届け出をするつもりであると説明があった。警察は取り調べに来たが、立件は見送られた。

2 医療事故に際して

まず、法律談義を少しわきに置き、もう少しゆるい、倫理的な話からはじめてみたい。医療事故に対する態度、といったようなものである。医療事故

はないに越したことはない。しかし人間である限りミスはする、したがって原因究明をしっかりとし、謝るべきは謝り、対策を立て再発防止に努める、このようなプロセスが必要とされてきた。黙っている（≒隠ぺいしている）ことは逆効果であり、素直に謝ることのほうがむしろ医療者-患者関係の改善につながることは実感されるところであろう。

余談ではあるが、著者が学生のころ、西欧の医師は自分が悪いことでも絶対謝らない、一度謝ったら非を認めたことになるから、裁判に負ける、すみませんなどとは絶対言うな、といったことがあちらこちらで常識のように語られていた。一般的な文化論としても、同様な論調が幅を利かせていたように思う（現在でもその名残はあると感じる）。ところが、実際に海外などに行ってみると意外に彼らはSorry、Excuse me、などむしろ過剰なくらいに連発し、日本国内で語られる「日本人と外国人」論などというものが一概にはかたづけられないことがすぐにわかる。明らかにこちらに非がある場合に限ることではあるが、すぐに謝罪することが医療紛争を避けるのに有効であるとした論文[2]が1997年に発表され、まさにそのような事情を裏付けることになった。ガイジンさんも（？）謝っているのだ。自分に明らかな非があるかわからない場合でもまずI'm sorryと言いましょう、共感を示すことで医師-患者関係が改善すると主張するSorry Works！は邦訳[3]もあり、一般にも普及してきたようである[注1]。

話を戻して、対応①では初動ですでに方向を間違えており、避けられたかもしれない訴訟に引きずり込まれてしまったのであった。

3　胃管誤挿入、誤注入の予後

日本医療機能評価機構認定病院患者安全推進協議会のアンケート調査では、38.5％の病院で胃管の気道内迷入を経験したと報告されている[4]。また近年、このような事故から肺炎で死亡した際に警察に届け出ているケースもいくつか報道されている。

本症例では事故後1週間で呼吸器合併症のため亡くなっている。栄養剤を肺に注入された場合、平均してどの程度どれくらいの期間で肺に影響があり、どの程度命にかかわってくるかという基礎資料は手に入らなかった。1週間という期間は微妙であるが、次の2つのストーリーではどうであろうか。

①誤嚥による低酸素のエピソードは数時間でおさまり、その後いったんは
よくなりかけていた。誤嚥後6日目に肺炎が多剤耐性菌により再燃し、
呼吸管理が難しくなった。亡くなったのは元の肺炎のコントロールがつ
かなかったためと考えられた。
　②誤嚥をきっかけに肺炎のコントロールが悪くなり、そのままよくなる兆
しもなく1週間後に亡くなった。

　経過を十分に検討し、死因が元の肺炎によるものなのか、誤嚥に起因する
増悪が致命的と考えられたのか、十分に検討する必要があるだろう。また、
いずれの場合にもその検討結果を家族に説明しなくてはならない。医療事故
は医療事故であり、誤嚥のエピソードの時点で、説明と謝罪はしておくべき
ことである。

　医療事故に起因すると思われる死亡症例は、後述するように警察への届け
出をするのが一般的には妥当である。では、医療事故があったのは間違いな
いが死亡との因果関係はそれほどでもないと、経過検討で判断した（上記①）
としよう。その場合でも、警察への届け出は必要なのだろうか。近年の診療
処置のミス関連の訴訟では、その因果関係は高度の蓋然性がなくとも、「相
当程度の可能性がある」と裁判所に認定されて、医療者側が敗訴となる症例
が増加しているという[5]。

　本症例のように事故自体は間違いなくあったのであれば、因果関係が薄く
てもなんらかの形で届け出はしておいたほうがよいのかもしれない。どこに
いつ届け出るのがよいのかに関しては、のちに触れる。

4 医療事故（死亡例）における警察への届け出問題（異状死の定義含む）

　そもそも、なぜ警察に届け出が必要かどうかという議論があるのだろう
か？　医療事故を警察に届け出るのは医師法第21条（後述）が理由であると
いわれている[6]。第21条にはおもに2つの問題があり、異状死の定義の問題、
および刑事訴訟上医療者が自分に不利なことをする義務がある矛盾（憲法第
38条違反）が指摘されている。これらの背景にはどのような法的解釈が行
われてきたのであろうか？

a. 医師法第21条[7]

「医師は、死体又は妊娠4月以上の死産児を検案して異状があると認めたときは、24時間以内に所轄警察署に届け出なければならない」と規定している。この条項は救急現場での死体検案に関する手続きの基本的了解事項であったと思われるが、近年は診療中の医療事故などによる予期せぬ死亡のケースがこれにあたるとして、その運用をめぐって議論がさかんとなった。

一般的な見解として、明らかな医療過誤で死亡した場合は、とにかく所轄警察署へ届け出ることがこの条項により義務づけられているとされている。しかし、過失であるかどうかの認定はあいまいなケースが多いこと、行為と結果の因果関係を認定するのも難しい場合があり、現場では混乱が生じている。そのため法的（ハードロー）規定に対して、ガイドライン（ソフトロー）で、いくつかの規範が発表された。それらはどのような規定を推奨しているであろうか。

b. 異状死ガイドライン

日本法医学会による"異状死ガイドライン"[8]が1994年に発表された。それによると外因による死亡、外因による傷害の続発性あるいは後遺症による死亡、その疑いがあるもの、診療行為に関連した予期しない死亡またはその疑いがあるもの、死因が明らかでない死体、これらを異状死と呼ぶこととしている。

したがって、このガイドラインによれば診療関連死は異状死と分類され、警察への届け出が必要となる。

c. 診療行為に関連した患者の死亡・障害についてのガイドライン

外科学会のガイドライン（2002）[9]ではさらに、重大な医療過誤の存在が強く疑われ、またなんらかの医療過誤の存在が明らかであり、それらが患者の死亡の原因となったと考えられる場合、なんらかの医療過誤の存在が明らかであり、それが患者の重大な障害の原因になったと考えられる場合も届け出が望ましいとした[7]。こちらは死亡事例でないケースにまで言及している点が一歩踏み込んでおり、また実際的である。

d. リスクマネージメントマニュアル作成指針

厚生省保健医療局国立病院部による、"リスクマネージメントマニュアル作成指針（2000）"[10]はかなり大きな影響を与えたと思われる。それによる

と「医療過誤によって死亡又は傷害が発生した場合又はその疑いがある場合には、施設長は、速やかに所轄警察署に届出を行う」と記載されている。

e．都立広尾病院事件（最高裁判決）[注2]

さて、この問題で避けてとおれないのは、1999年に発生し、2004年に最高裁判所判決（最高裁判決）となった、都立広尾病院事件がある。各所に引用される事件であるがここでも概略を記しておく。

患者は投与されるべき薬剤と消毒液を取り違えて点滴されたため、死亡した。病院は遺族に薬剤取り違えの可能性を伝えたうえで院内での病理解剖を選択し、死亡診断書を作成した。その後遺族から「警察に病院が届け出ないのであれば自分で届け出る」と言われ、病院は警察に届け出た。死亡24時間以内に警察に異状死として届け出なかったことを医師法第21条違反として問われた（ほかにも罪状はあったがここでは省略）。

原審では医師法違反が認められた。それに対して病院側は、①医師法のいう検案とは医師が死体に初めて接して死因を調べることをいい、診療中の患者が死亡した場合に死体を診るのは検案に該当しない、②業務上過失致死のおそれがあるときに届け出義務を負うことは憲法第38条1項に違反するとして上告した。

最高裁判決は、①については、検案とは死体の外表を見て検査することとし、自己の診療していた患者のものか否かを問わない、②については、届け出は届出人と死体とのかかわりなど、犯罪行為を構成する事項の供述までを強制されるものではなく、届け出は一定の不利益を負う可能性があってもそれは医師免許に付随する合理的根拠のある負担と解釈され、憲法第38条違反ではないとし、上告は棄却された。

わかりにくい表現で恐縮だが、要は死因の究明という公益的性格を優先し、届け出すべしと結論づけたと解釈できる。しかし医師法第21条の条件として過失の有無が入ると明らかに宣言されたわけでもなく、あいまいさは残った。

f．4学会共同声明[11]

2004年2月6日、日本内科学会、日本外科学会、日本病理学会、日本法医学会の4学会は"診療行為に関連した患者死亡の届出について"、共同声明を公表した。その中で、以下の文言が入り、これらは後の医療事故調査制度のようなものを念頭に置いていると考えられる。

「少なくとも判断に医学的専門性をとくに必要としない明らかに誤った医療行為や、管理上の問題により患者が死亡したことが明らかであるもの、また強く疑われる事例を警察署に届出るべきであるという点で、一致した見解に至っている」

「しかし、医療従事者の守秘義務、医療における過誤の判断の専門性、高度の信頼関係に基礎をおく医師患者関係の特質などを考慮すると、届出制度を統括するのは、犯罪の取扱いを主たる業務とする警察・検察機関ではなく、第三者から構成される中立的専門機関が相応しい」

g．異状死に対する厚生労働省の解釈の変遷

いったんは届け出義務があるとした厚生労働省であったが、2014年には以下のようなやり取りがあったと報道されている[12]。

「参議院厚生労働委員会で厚生労働省は、異状死体の届け出を定めた医師法第21条の解釈について、『医療事故などを想定しているわけではない。これは法律制定時より変わっていない』と答弁した。そのうえで、2004年の都立広尾病院事件の最高裁判決は『外表を検案して、異状を認めた場合』、いわゆる外表異状説で判断していること、2012年の厚生労働省検討会で、外表異状説を基に説明していることを挙げ、外表異状説が厚生労働省の解釈であるとした」

このように、医師法第21条の解釈をめぐっては長い変遷の歴史があり、届け出るか否かを明快に推奨できる状況ではない。一方では法医学会や外科学会のガイドラインがあり、一方では最高裁判決を受けて最近の厚生労働省の解釈がある。また医師法第21条の異状死の解釈のみでは死亡症例以外には適用のしようもなく、医療事故全般に適用することに無理があることは明らかである。

2004年の4学会共同声明にあるとおり、あるべき姿は原因究明と対策、必要な謝罪と補償、そして良好な医療者-患者関係を保つことであってみれば、進んでミスの原因究明に当事者たちが協力する体制が必要であり、またケースによっては刑事訴追が免責となるシステムも必要であろう[6]。残念ながらそこまでは実現していないものの、原因究明を主目的としたシステムがようやく稼働した。それが次に述べる医療事故調査制度である[13]。

5　医療事故調査制度

2015年、医療事故調査制度が発足した。その骨子は以下のとおりである。

診療行為に関連した死亡事例を調査対象とし、当該事案の発生した場合まずは遺族に十分な説明を行い、第三者機関（医療事故調査センター）に届け出るとともに、必要に応じて第三者機関に助言を求めつつ速やかに院内調査を行い、当該調査結果について第三者機関に報告する（第三者機関から行政機関へ報告しない）。院内調査の実施状況や結果に納得が得られなかった場合など、遺族または医療機関から調査の申請があったものについて、第三者機関が調査を行う。

●対応③

医療事故調査センター（事故調）に届けたので警察には届けなかった。医療過誤があったことは認定され、対策なども施された。しかし補償示談の段階で家族と病院の関係が悪化し、家族は改めて警察に被害届けを出し、警察が介入することとなった。事故調の資料はそのまま提出された。医療事故に対して注意義務違反などを理由に業務上過失致死、警察に届けなかったことに対して医師法違反で起訴となってしまった。

●対応③における実際のアプローチ

では、このケースでは医療事故調査センターに報告するとして、警察にはどう対処したらよいのだろうか？

結論から述べると、異状死届け出義務に関して何か変更があったわけではないため、法的観点からいえば従来と状況は変わっていない、ということになる。したがって、病院のポリシーとして届けると考えてきたのであれば（多くの病院がそうだと思われる）、今後も届け出をするべし、ということになる。

2016年7月21日、全国医学部長病院長会議は、"医療事故調査制度に関する基本的考え方"を発表した[14]。その中で、

第一項に「医療事故調査制度は、医療の安全の確保及び医療事故の再発防止が目的である。医師法21条による警察への届出に代替するものではないこと、紛争解決の手段ではないことに注意が必要である」

第2項に、「報告対象であるか否かの判断は、あくまで法律（改正医療法

第6条の10)に基づいて管理者が行う。関係当事者である医療従事者や遺族の意向及び紛争への発展の可能性により判断が左右されてはならない」

とされ、医療事故調査制度は異状死届け出制に代わるものではないことを念押しされた形である。

先述した厚生労働省の解釈と、それと時を同じくした医療事故調査制度の発足は、いずれは警察への届け出をしなくてもよい仕組み、法制度の整備があることを期待させる。しかし、この原稿が作成されている2017年春の時点ではそれは実現されていない。

6 死亡に至らない医療事故の場合の届け出

医師法第21条をめぐって議論が紛糾する状況では、医療事故の際に警察に届け出するのは無難な運用である。医療事故があり、死亡に至らないまでも重大な後遺症が残るなど、重篤な損害を患者に与えてしまった場合も、のちのちの紛争を想定した場合、届け出が望ましい。

この場合、法的根拠は医師法第21条ではない。例えば国公立病院なら刑事訴訟法第239条2項による公務員の告発義務が適用できるし、都道府県知事や地域保健法第5条1項の規定に基づく政令で定める市の市長などは行政法レベルでの医療事故の届け出義務を課すことが可能である（医療法第1章第五条2)[15])。

警察に届け出ても、医療事故調査制度が発足した現在、事故原因究明は院内または院外事故調査を中心にすることに変わりはなく、謝罪や賠償がなんらかの形で必要なのも全く変わらない。現場からの考えとしては、司法の場での決着にならないよう事を運べたらと願わずにはいられない。

むしろ今後の法的整備、社会的仕組みとして、補償をどうスムーズに実現するのかの議論、既成の裁判所ではなく医療事情に精通した組織による医事審判制度の創設などの提案[6]が有望に思える。

まとめ

医療事故調査制度が発足したが、現行法体系では過失の疑いがある場合は警察に届け出する運用が実際的である。しかし医療事故は死亡事例だけではないため、医師法第21条の異状死体の定義・解釈によって診療過失の際の警察届け出義務を規定することには無理があり、刑事免責や補償の仕組みを

組み込んだ新しい医事審判制度の構築が望ましい。

【文献】

1) アルバート・ジョンセンほか．赤林　朗，藤田伸雄，児玉　聡監訳．臨床倫理学(第5版)―臨床医学における倫理的決定のための実践的なアプローチ．東京：新興医学出版；2006．p. 1-13.
2) Witman AD, Park DM, Hardin SB. How do patients want physicians to handle mistakes? A survey of internal medicine patients in an academic setting. Arch Intern Med 1996；156：2565-9.
3) 前田正一監訳．ソーリー・ワークス！．東京：医学書院；2011.
4) 認定病院患者安全推進協議会．経管栄養に関するアンケート調査．患者安全推進ジャーナル 2006；12：83-9.
5) 日経メディカル編．医療訴訟の「そこが知りたい」．東京：日経ＢＰ出版センター：2010：p. 71-5.
6) 甲斐克則．診療関連死の警察届出．前田正一，氏家良人編．救急・集中治療における臨床倫理．東京：克誠堂出版；2016：p. 123-37.
7) 医師法．http://www.law.e-gov.go.jp/htmldata/S23/S23HO201.html（2017年4月閲覧）
8) 日本法医学会．異状死ガイドライン．1994. http://www.jslm.jp/public/guidelines.html（2017年4月閲覧）
9) 外科系関連学会協議会．診療行為に関連した患者の死亡・傷害の報告について．日外会誌．2002；103：巻頭．
10) 厚生省保健医療局国立病院部リスクマネージメントスタンダードマニュアル作成委員会．リスクマネージメントマニュアル作成指針．2000. http://www1.mhlw.go.jp/topics/sisin/tp1102-1_12.html（2017年4月閲覧）
11) 日本内科学会ほか．4学会共同声明．診療行為に関連した患者死亡の届出について．2004. http://www.pathology.or.jp/news/rijichou/4kyodoseimei.html（2017年4月閲覧）
12) m3.com．厚生労働省．医師法21条「医療事故の届出想定せず」．https://www.community.m3.com/v2/app/messages/2219235（2017年4月閲覧）
13) 厚生労働省．医療事故調査制度について．http://www.mhlw.go.jp/stf/seisakunitsuite/bunya/0000061201.html（2017年4月閲覧）
14) m3.com．全国医学部長病院会議．医療事故調査制度に関する基本的考え方．https://www.m3.com/news/iryoishin/443626（2017年4月閲覧）
15) 医療法．http://www.law.e-gov.go.jp/htmldata/S23/S23F03601000050.html（2017年4月閲覧）

【注】

1) ただ，個人的感想であるが，Sorry Works！の趣旨にはおおむね賛同するが，

英語のSorryはごめんなさい，残念です，というように含まれる意味が多義的でおもに共感を示すことに重きがあるため（しかもこの事態は私に責任がありますとのニュアンスが少ない），それを可能足らしめている側面があり，それを日本語にうまく移し替えるのはちょっと工夫がいるように思う．
2）武市尚子．異状死体の届出義務．甲斐克則，手嶋　豊編．医事法判例百選（第2版）．東京：有斐閣；2014．p. 6-7．

（美馬　裕之）

14 気管チューブ自己抜去後の心肺停止

　68歳の男性。交通事故で搬入された。右血胸、多発肋骨骨折、呼吸不全、右大腿骨骨折、軽度脳挫傷で搬入され、意識レベルはE3、V4、M5であった。酸素を投与してもSpO_2は85％であり人工呼吸を開始することとした。肥満で気管挿管が難しく、鎮静、筋弛緩下に内視鏡を用いて気管挿管し人工呼吸を開始した。右胸腔ドレナージを施行しICUに入室した。翌日、大腿骨手術を施行した。2日後、鎮静を浅くしていったところ、気管チューブを自己抜管した。SpO_2が90％以下になり、再挿管を試みたが挿入できず、間もなく心停止となった。
　本症例の警察、事故調査委員会への届け出はどのように考えるべきか。

問題点

　医師法第21条に「医師は、死体又は妊娠4月以上の死産児を検案して異状があると認めたときは、24時間以内に所轄警察署に届け出なければならない」と記載されている。そして、医師法第33条の2には、これに違反した者は50万円以下の罰金に処されることが規定されている。
　本症例の患者は異状死として警察に報告しなければならない症例なのか？、異状死には診療関連死は含まれるのか？　もし、異状死とするならばだれが警察に報告すべきなのか、担当の医師なのか上司の部長や病院長が報告すべきなのか？
　また、医療法改正に伴い2015年10月から医療事故で死亡したときの原因究明および再発防止を目指して医療事故調査制度が発足した。本症例は確かに医療にかかわる死亡事故かもしれないが、医療事故調査制度とはどのような制度であり、本症例は報告する義務を負うものなのか、そのうえで、異状死として警察へ届け出なければいけない事例なのか、また、家族に対する説明、家族の意思などはどのようにかかわるべきかなどが挙げられる。

本症例の場合、関係する法律が存在しているが、法律の文章だけを読むと明瞭でない部分があり、その解釈に関して医療者も十分理解していない可能性があり、施設により対応が異なる場合がみられる。

解　説

1　医師法第21条と医療事故　また、医療にかかわる死亡に関する見解

a．医師法第21条の問題点
　医師法第21条の最も大きな問題点は異状死の概念が明瞭でなかったことである。そもそも、医師法第21条は1906年の旧医師法施行規則9条に由来しており、犯罪捜査や公衆衛生の異常を見逃さない目的でつくられた規定である。当時は内務省が、警察、衛生、労働、地方自治などを管轄しており、警察を通じて殺人や飢饉、疫病などの発生に関する医師の協力を求めた規定である。現代においては医師法第21条に基づき、殺人などの犯罪がからむ死、交通事故や中毒などによる死は警察へ通報することになっていることは医療者であれば誰もが知っていることである。しかし、法律制定当初には想定されていなかった医療に関係する医療事故、過誤などによる死亡（診療関連死）も異状死にあたるのではないかという議論は1990年代に起こってきた。

b．異状死ガイドライン
　1994年、日本法医学会は"異状死ガイドライン"を作成し、「病気になり診療をうけつつ、診断されているその病気で死亡することが『ふつうの死』であり、これ以外は異状死と考えられる」との見解を示した[1]。そして、異状死を、
　①外因による死亡（診療の有無、診療期間を問わず）、
　②外因による傷害の続発症、あるいは後遺障害による死亡、
　③上記①と②の疑いがあるもの、
　④診療行為に関連した予期しない死亡、およびその疑いがあるもの、
　⑤死因が明らかでない死亡、
の5つに分類して挙げている。
　④の診療行為に関連した予期しない死亡、およびその疑いがあるものとし

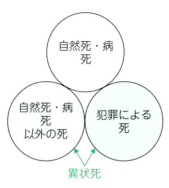

図1　日本法医学会による人の死

て、「注射・麻酔・手術・検査・分娩などあらゆる診療行為中、または診療行為の比較的直後における予期しない死亡、診療行為自体が関与している可能性のある死亡、診療行為中または比較的直後の急死で死因が不明の場合、診療行為の過誤や過失の有無を問わない」と記されている。日本法医学会の見解は、図1に示すように、自然死・病死以外の死に診療関連死も含まれるとの見解である。

しかし、診療関連死を一律異状死とすることには抵抗を感じる臨床医は多いであろう。診療関連死には明白な医療者の落ち度により引き起こされた死亡から、成功率が低いが救命のために困難な治療に立ち向かい救えなかった死亡まである。

c．都立広尾病院事件

上記のような状況下にあった1999年2月11日都立広尾病院事件が起こった。都立病産院医療事故予防対策推進委員会による報告書[注1]によると、前日に左中指滑膜切除手術を受けた患者A（当時58歳・女性）に対し、看護師が、血液凝固阻止剤（ヘパリン生食）用に準備されていた注射器から内容物を注入した数分後、患者の容体が急変し死亡に至った。2月11日は休日であったが、ただちに主治医、看護部が原因を追求しヘパリン生食と消毒液（20％ヒビテングルコネート原液）の取り違えの可能性が推定され、主治医は遺族から翌12日に病理解剖を行うことの承諾を得た。12日朝、広尾病院は事故調査委員会を開催し、関係職員の事情を聴取し警察に届け出るべきとの結論に達した。しかし、東京都の衛生局病院事業部から、「家族に薬の取

り違えの可能性も伝えたうえで、警察に届け出るかどうかは遺族に判断してもらい、遺族の了解が取れれば病院で病理解剖をして原因を究明すればよいのではないか」という意見が挙げられ、その方向で病院は動くこととなった。11時50分ごろ、院長から遺族に対し、「心電図所見からは急性心筋梗塞の可能性もあるが、ヘパリン生食とヒビテングルコネートの取り違えの可能性もある。死亡原因を究明するため、病理解剖が必要である。広尾病院が信頼できなければ警察に連絡し、監察医務院などで解剖を行う方法もある」と説明し、遺族から「広尾病院できちんと調べてほしい」との回答を得た。そのうえで、病院は病理解剖を含め、検体の検査などを施行して原因検索に務めていたが、2月19日に都の病院事業部からの指示で監察医務院へ協力を仰ぐこととなり、2月22日に渋谷警察署へ届け出を行った。これは、事故発生後から病院で原因究明を行ってきた一方で、遺族から原因究明のため警察に届け出るよう強く要請されたことによるものでもあった。

　この事件では、当時の当直医、主治医、病院長などが患者の死亡後24時間以内に所轄警察署へ届け出なかったこと（医師法第21条違反）が問われた裁判で始まり、この法律自体の問題、例えば、「検案」、「異状死」のなどの定義が不明瞭で罪刑法定主義に照らして問題のある法律であること、さらには、医師が自分にとって不利益となるかもしれない診療関連死を届け出ることは、「何人も、自己に不利益な供述を強要されない」という憲法第38条1項に違反しているのではないかということまでもが論議されることとなった。

d．医師法第21条の解釈・混乱

　都立広尾病院事件が起こった1ヶ月前の1999年1月には横浜市立大学病院で患者を取り違えて手術を行った事件も起きており、社会的に医療の安全性が問われていた。このような状況もあり、都立広尾病院事件における裁判で医師法第21条に関する検討が続けられているにもかかわらず、2000年5月、国立大学医学部附属病院院長会議常置委員会の"医療事故防止方策の策定に関する作業部会中間報告"では、警察署への届け出に関して、「医療行為について刑事責任を問われる可能性があるような場合は、速やかに届け出ることが望ましいと考える」との見解を出した[2]。また、2000年8月に出した厚生省保健医療局国立病院部作成の"リスクマネージメントマニュアル作成指針"[3]においても、「医療過誤によって死亡又は傷害が発生した場合又はその疑いがある場合には、施設長は、速やかに所轄警察署に届出を行う」、と法

律を越えて踏み込んだ指針を出した。この指針で、死亡事例のみならず傷害事例も届け出ることと届け出範囲を拡大し、また検案をした医師ではなく施設長が届け出るという医師法第21条の新たな解釈を生み出した。同年12月に公表され改訂された東京都の"医療事故予防マニュアル"でも、病院側の過失により死亡もしくは重篤な傷害が発生した場合は、院長が速やかに所轄警察署へ届け出るとされていた。そのため、多くの病院では重大な医療過誤があった場合にはただちに警察へ届け出るべきとの方針が立てられ、届け出問題をさらに混乱させる原因となった[4]。

　一方、日本外科学会、日本救急医学会、日本麻酔科学会など13の医学会は、2001年4月、"診察に関連した「異状死」について"と題して、以下の見解を宣言している。「現実に医療現場で患者に接して診療する臨床医の立場から、診療行為に関連した『異状死』とは、あくまでも診療行為の合併症としては合理的な説明ができない『予期しない死亡、およびその疑いがあるもの』をいうのであり、診療行為の合併症として予期される死亡は『異状死』には含まれないことを、ここに確認する。特に、外科手術において予期される合併症に伴う患者死亡は、不可避の危険性について患者の同意を得て、患者の救命・治療のために手術を行う外科医本来の正当な業務の結果として生じるものであり、このような患者死亡が『異状死』に該当しないことは明らかである。われわれは、このことを強く主張するとともに、国民の理解を望むものである」との見解を発表した[5]。また、2001年3月4病院団体協議会も"医療安全対策委員会中間報告"で、「『異状死』を拡大解釈して、『ふつうの死』以外すべてに適応することは、臨床的に適さないと考える」と述べている。

e．医師法第21条の最高裁判所および厚生労働省の見解

　このように、医師法第21条の解釈には混乱があったが、都立広尾病院事件の裁判の過程およびその後の厚生労働省の見解などで明らかとなってきた。2004年4月13日の最高裁判所（最高裁）判決において[注2]、医師法第21条の憲法第38条との関係に関しては、「犯罪発見や被害拡大防止という公益が高い目的があり、捜査機関に対して自己の犯罪が発覚する端緒を与える可能性になり得るなどの一定の不利益を負う可能性は医師免許に付随する合理的根拠のある負担として許容されるべき」との判断を下した。したがって、医師は「検案」して「異状」が認められる場合は、24時間以内に警察に届け出なければならない。そして、その「検案」、「異状」の認識に関しては、最高裁は「医師法第21条にいう死体の『検案』とは、医師が死因などを判

定するために死体の外表を検査することをいい、当該死体が自己の診療していた患者のものであるか否かを問わないと解するのが相当である」と述べ、都立広尾病院事件では体表に異状があったことから、「異状」であると検案できたにもかかわらず、24時間以内に所轄警察署に届け出なかったとして、当時の病院長らに医師法第21条違反の成立を認め懲役1年執行猶予3年と罰金2万円の有罪を下した。

　しかし、最高裁の「検案」、「異状」の判定に対して、後になり、法律家、医療者の中にはこの判定を外形異状説と呼び、検案をしなければ、また、検案をしても外表に異状がなければ、医師法第21条による届け出義務は発生しないとの解釈をして、これは、最高裁があえて基本的人権である憲法第38条第1項（自己負罪拒否特権）に抵触しないように、医師法第21条の「検案」を限定解釈した深い結果であるとの意見が現れた。

　この解釈に関して、2012年10月、当時厚労省医政局医事課長であった田原克志氏は、「医療事故に係る調査の仕組み等のあり方に関する検討部会」で、「医師が死体の外表を見て検案し、異状を認めた場合に警察署に届け出る。これは診療関連死であるか否かにかかわらない。検案の結果、異状があると判断できない場合には届出の必要はない」と述べた[6]。さらに、2014年6月10日の参議院厚生労働委員会における共産党小池委員からの質問に対して、当時の田村厚労相は、「医師法第21条は司法上の便宜のために、異状死体を発見した場合には届け出義務を課しており、医師法第21条は医療事故等々を想定しているわけではなく、これは法律制定時より変わっていない。『検案』とは医師法第21条では、『医師が死因等を判定するために、外表を検査すること』である」と述べた。

　このような経過から、医師法第21条における届け出は、最高裁の判例も厚生労働省（国）の見解も死体の外表面を検案し異状がある場合に限られると考えられるようになってきた。その結果、従来の死亡診断書（死体検案書）記入マニュアルに掲載してあった「『異状』とは『病理学的異状』ではなく、『法医学的異状』を指します。『法医学的異状』については、日本法医学会が定めている"異状死ガイドライン"等も参考にしてください」、また、「外因による死亡またはその疑いのある場合には、異状死体として24時間以内に所轄警察署に届け出が必要となります」という文章は削除され、現在は、単に「異状を認める場合には、所轄警察署に届け出て下さい」と書かれ、参考として医師法第21条（異状死体）の届け出が付されている[7]。しかし、外表異状説は最高裁の判例の一部分を厚生労働省が切り取って述べただけで、本

筋の判断が誤って理解されているという法医学者もおり[6]、その解釈は今後も変わりうる可能性を否定できない。そのため、日本医師会などは犯罪と関係ある異状死のみ警察届け出義務が発生するように医師法第21条を改正するように訴えている[8]。

2 医療事故と医療事故調査制度

a．医療事故調査制度発足までの流れ

1999年から2000年にかけて、1999年1月の横浜市立大学病院の患者取り違え事件、1999年2月の都立広尾病院事件、さらに、2000年2月には京都大学病院で人工呼吸器の加湿器に蒸留水と間違えてエタノールを注入し患者がエタノール中毒で死亡した事件、2000年4月の東海大学附属病院事件で内服薬を誤って血管内に点滴し患児が死亡した事件など、医療事故絡みの事件が相次いで起こった。これらの事件を契機に、医療における安全管理の重要性が認識され、医療事故発生のリスクを見つけ出し、事故が起らないように解決していくリスク・マネージメント、医療の質を高め技術的問題で起こる事故を防ぐクオリティー・アシュアランスのシステム構築、そして医療事故に関する調査制度がつくられてきた。

その過程を少し説明すると、厚生労働省は2001年4月、医療安全推進室を設置し、翌5月に医療安全対策会議を発足し、2005年までに20回の会合を開催していった。医療安全対策会議は2002年4月には"医療安全推進総合対策"を策定した。さらに、2002年10月には病院および有床診療所に医療安全管理のための整備確保義務、2003年4月には特定機能病院・臨床研修病院に、医療安全専任管理者・部門・患者相談窓口配置義務、そして2004年10月には特定機能病院などに医療事故情報などの報告義務、これらの省令改正を行った。

一方、2004年、2月、日本内科学会・日本外科学会・日本病理学会・日本法医学会の4学会は共同声明で、「医療の過程において予期しない患者死亡が発生した場合や、診療行為に関連して患者死亡が発生した場合に、何らかの届出が行われ、死体解剖が行われる制度があることが望ましいと考える。しかし、医療従事者の守秘義務、医療における過誤の判断の専門性、高度の信頼関係に基礎をおく医師患者関係の特質などを考慮すると、届出制度を統括するのは、犯罪の取扱いを主たる業務とする警察・検察機関ではなく、第三者から構成される中立的専門機関が相応しいと考えられる」と、医療事故

届け出制度と中立的専門機関の創設を訴えた。同様に2004年9月日本医学会加盟の主要19学会は共同声明"診療行為に関連した患者死亡の届出について ～中立的専門機関の創設に向けて～"で、前述4学会の声明をカバーするように「診療行為に関連して患者死亡が発生したすべての場合について、中立的専門機関に届け出を行う制度を可及的速やかに確立すべきである」ことを訴えた[9]。厚生労働省の医療安全対策会議もこれらに応えて、2005年5月、"今後の医療安全対策について（報告書）"の中で、「診療行為に関連した死亡の調査分析モデル事業」を実施する中で課題の整理を行うとともに、事業実績に基づき制度化などの具体的な議論の際に必要となる基礎資料を得るとの方向性を示した[10]。さらに、日本学術会議も2005年6月、"異状死等について―日本学術会議の見解と提言―"の中で、「いわゆる突然死または、医療事故死、広く医療関連死の問題を総合的に解決するための第三者機関を設置し、医療関連死が発生した場合、その過誤・過失を問うことなく、この第三者機関に届け出ることとすべきである。この第三者機関は単に異状死のみならず、医療行為に関連した重大な後遺症をも含めた広範な事例を収集するものとすべきであり、この上に立って医療事故の科学的分析と予防策樹立を図るべき」との見解を示した[11]。

山口は、第105回日本内科学会講演で、「医師法第21条で所轄警察署へ届け出られた診療に関連する死亡事例では、専ら犯罪（業務上過失致死罪）の可能性が検討される。司法当局が事件性ありと判断すれば司法解剖に回される。司法解剖は基本的には犯罪捜査の一環であり、したがって解剖結果は捜査資料として公開されず、診療行為についても、臨床専門家ではなく、法医、司法当局によって刑法第211条に定める業務上過失の有無が検討される。そして、今日の理解では医療事故は個人の過失よりシステムエラーに起因することが多いと考えられているにもかかわらず、捜査では特定個人の刑事責任が追求される。警察による捜査活動が医療現場を混乱させ、医師患者関係を阻害し、結果として医療不信を助長することになる点も問題となる。しかし、最大の問題点は、医師法第21条に関連する多くの労力、努力が医療の質向上や再発防止に役立たない点である」と述べており[4]、実際、そのとおりである。

このように、医療界をあげて医療事故調査機関を設立すべきとの意見があがり、2005年9月に厚生労働省補助事業として日本内科学会が運営主体とな

る「診療行為に関連した死亡の調査分析モデル事業」が開始された。この事業は2010年4月には日本内科学会に加え運営主体に日本外科学会、日本病理学会、日本法医学会および日本医学会が加わり、「一般社団法人日本医療安全調査機構」が設立されモデル事業が継承され、40の学会が協力した。一方、厚生労働省は2010年2月に「医療事故に係る調査の仕組み等のあり方に関する検討部会」を立ち上げ、医療界、法曹界のほか、警察、法務省、マスコミなども参加して広い角度から検討を開始した。13回の激しい議論の後に2013年5月"「医療事故に係る調査の仕組み等に関する基本的なあり方」について"との報告書が出され、現在の医療事故調査制度の仕組みの方向性がまとまった[12]。この結果を基に、医療事故調査制度および医療事故・支援センターを盛り込んだ改正医療法が2014年6月25日に発布された。そして、厚生労働省は2014年11月、スムーズな医療事故調査制度の実現のために、「医療事故調査制度の施行に係る検討会」を発足し、6回の議論ののちに、2015年3月その議論をまとめ[13]、2015年10月より医療事故調査制度が施行された。ここに至るまでに10年以上の月日を必要とした。

b．医療事故調査制度および医療事故調査・支援センター

医療事故調査制度は、医療事故の再発防止により医療の安全を確保することを目的とした制度であり、個人の過失や過誤の追求や紛争解決の手段としての目的はない。

具体的には、医療法第6条10において、「病院等（病院、診療所又は助産所）の管理者は、医療事故が発生した場合には、遅滞なく、当該医療事故の日時、場所及び状況その他厚生労働省令で定める事項を医療事故調査・支援センターに報告しなければならない」[14]とされている。この報告をするにあたっては、病院などの管理者は、あらかじめ、医療事故にかかる死亡した者の遺族に対し、医療事故の概要、医療事故調査の実施計画の概要、医療事故調査制度の概要、また、解剖や死亡時画像診断の必要性などの事項を説明しなければならない。

報告が必要な医療事故とは、当該病院などに勤務する医療従事者が提供した医療に起因し、又は起因すると疑われる死亡又は死産であって、当該管理者が当該死亡又は死産を予期しなかったものである。厚生労働省令では、その死亡又は死産は、次の各号のいずれにも該当しないと管理者が認めたものとされている[15]。

①病院等の管理者が、当該医療が提供される前に当該医療従事者等が当該

医療の提供を受ける者又はその家族に対して当該死亡又は死産が予期されることを説明していたと認めたもの。
②病院等の管理者が、当該医療が提供される前に当該医療従事者等が当該死亡又は死産が予期されることを当該医療の提供を受ける者に係る診療録その他の文書等に記録していたと認めたもの。
③病院等の管理者が、当該医療を提供した医療従事者等からの事情の聴取及び医療法施行規則第一条の十一第一項第二号の委員会（医療安全管理委員会）からの意見の聴取（当該委員会を開催している場合に限る）を行った上で、当該医療が提供される前に当該医療従事者等が当該死亡又は死産を予期していたと認めたもの。

また、医療法第6条11において、病院等の管理者は、医療事故が発生した場合には、速やかにその原因を明らかにするために医療事故調査を行わなければならない、とされている。つまり、院内調査をまず行うのである。この調査の目的は医療安全の確保であり、個人の責任を追及するためのものではない。必要な場合には「医療事故調査等支援団体」に対し、支援を求めることができる。そして、医療事故調査を終了したときは、遅滞なく、その結果を医療事故調査・支援センターに報告しなければならない。その報告では、日時／場所／診療科、医療機関名／所在地／連絡先、医療機関の管理者の氏名、患者情報（性別／年齢など）、医療事故調査の項目、手法および結果、調査の概要（調査項目、調査の手法）、臨床経過（客観的事実の経過）、原因を明らかにするための調査の結果、調査において再発防止策の検討を行った場合、管理者が講ずる再発防止策について記載する。また、当該医療従事者や遺族が報告書の内容について意見がある場合などは、その旨を記載することとなっている。報告書では、当該医療従事者などの関係者について匿名化することとされ、院内調査の内部資料は含まれず、個人の過失の追求でなく、医療事故の再発防止が目的であることが強く指摘されている。

医療事故調査・支援センターの役割は、上記の医療事故について、中立・公正性、専門性、透明性のもと、情報の収集・調査・検証、研修などの業務をとおして医療事故の防止のための適切な対応策の作成に役立つ知見を蓄積し、普及啓発することにより、医療の安全の確保と質の向上を図ることである。そのための業務の一つとして、医療機関または遺族から依頼があった場合には医療機関と連携してセンターによる医療事故調査も行われる。

医療事故に伴う医療事故調査制度、医療事故調査・支援センターへの報告の流れを図示する（図2）[16]。

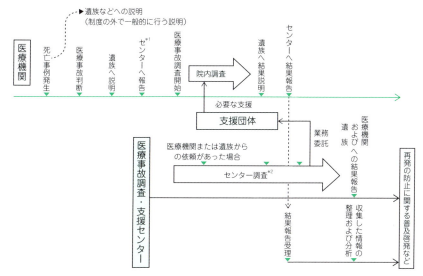

図2　医療事故にかかわる調査の流れ

*1：医療事故調査・支援センター
*2：院内事故調査終了前にセンターが調査する場合は院内調査の進捗状況などを確認するなど，医療機関と連携し，早期に院内事故調査結果が得られることが見込まれる場合には，院内事故調査の結果を受けてその検証を行う．
〔厚生労働省医政局．総務課医療安全推進室．医療事故調査制度の概要について．平成27年．http://www.mhlw.go.jp/file/06-Seisakujouhou-10800000-Iseikyoku/0000129031.pdf（2017年12月閲覧）より引用〕

アプローチ例

1　警察への届け出

　本症例で医師法第21条に基づき警察へ届け出るべきかどうかという判断であるが，解説で述べたように，最高裁判例とそれに対する厚生労働省の解釈では，外表に異状が認められないのであれば，あえて届け出る法的義務はなく，おそらく，警察，検察も医師法第21条違反で処罰することは現時点では難しいと思われる．

　ただし，刑法第211条に，「業務上必要な注意を怠り，人を死傷させた者は，5年以下の懲役もしくは禁固または50万円以下の罰金に処する」とあり，本症例で行われた医療行為が「医療過誤」と評価された場合，刑法第211条にある業務上過失致死傷罪として捜査機関に取り扱われ有罪になる可能性は否

定できない。また、民法第709条に「故意又は過失によって他人の権利または法律上保護される利益を侵害した者は、これによって生じた損害を賠償する責任を負う」とあるように、気管チューブの自己抜去が過失とされた場合、注意義務違反により損害賠償責任を負うこともある。さらに、刑事訴訟法第239条2項に「官吏又は公吏は、その職務を行うことにより犯罪があると思料するときは、告発をしなければならない」とあり、違反は国家公務員法第82条1項2号、地方公務員法第29条1項2号の懲戒事由にあたるとしている。したがって、国立病院や市立病院のように医療者が公務員の場合は、病院として弁護士などと相談して法律にそむくことのない対応が望ましいとの意見もある。

　一方、われわれ医療者は法律を守っていれば、それでよいということですまない場合がある。「法律は最低限の倫理」という言葉があるように、国民（患者）-医療者関係における医療の信頼を維持するためには、法律を超えた倫理的判断が必要な場合がある。都立広尾病院の最高裁判決の1年後に発表された"異状死等について―日本学術会議の見解と提言―"では、届け出るべき異状死体および異状死として、医療関連死の階層を考慮して、「医行為中あるいはその直後の死亡にあっては、明確な過誤・過失があった場合あるいはその疑いがあったときは、純然たる病死とはいえず、届け出義務が課せられるべきである。これにより、医療者側に不利益を負う可能性があったとしても、医療の独占性と公益性、さらに国民が望む医療の透明性などを勘案すれば届け出義務は解除されるべきものではない」と述べている。

　したがって、外表に異状がなくても、患者取り違えや薬剤の取り違えなど明白な医療過誤で患者が亡くなった場合、また、院内で検討し業務上傷害致死が明確であると判断した場合には警察に届け出ることがあっても臨床倫理上構わないであろう。これに関しては24時間という制限があるわけではないと理解される。

2　医療事故後の対応と医療事故調査・支援センターへの報告

　本症例は、挿管困難症と思われる患者が気管カニューレを自己抜去し、それに対して再挿管を試みたが挿管できず死に至っている。だたちに、病院管理者へ報告すると同時に、起こったこと、その時の医療者側の対応などを事実に基づき遺族へ誠意をもって説明しなければならない。そして、医療法に

基づき、医療事故・調査支援センターへの報告が必要な医療事故であるかどうかの検討を病院管理者はしなければならない。本症例が予期せぬ死亡事故であるかどうかは、主治医、担当医が治療内容、その過程での突発的な事故による死亡する可能性を患者本人や家族に説明をしていたか、カルテに記載されていたかなどより確認される必要がある。

　病院管理者が医療法上の医療事故調査・支援センターへの報告が必要な事例と判断した場合、その制度の流れにそって、粛々と院内調査を進め、必要によっては医療事故調査など支援団体に支援を求め、第三者的意見を聴取することも重要である。病院管理者は医療法とその関連する省令や通達に基づき、報告すべき医療事故であるか否かを客観的に公正に判断する必要があり、その責任を負わされていることを認識しなければならない。

まとめ

　本症例は医師法第21条、また、医療法第6条の10という、法的規範が存在している。医療者はそれらの法律、関連する省令、通達、また、判例を知っておく必要がある。それらを遵守しつつ、さらに、患者家族との信頼関係、医療の信頼を保つために必要な場合には、法的規範のうえに倫理的判断も考慮した対応が必要になる。

【文　献】

1) 日本法医学会. 異状死ガイドライン. 日法医誌1994；48：357-8.
2) 国立大学医学部附属病院長会議常置委員会. 医療事故防止のための安全管理体制の確立について—「医療事故防止方策の策定に関する作業部会」中間報告—. 2000. http://www.umin.ac.jp/nuh_open/iryoujiko.pdf（2017年12月閲覧）
3) 厚生省保健医療局国立病院部リスクマネージメントスタンダードマニュアル作成委員会. リスクマネージメントマニュアル作成指針. 2000. http://www1.mhlw.go.jp/topics/sisin/tp1102-1_12.html（2017年12月閲覧）
4) 山口　徹. わが国の医学・医療の課題と展望. 診療行為に関連した死亡の調査分析モデル事業からの提言—中立的専門機関の創設に向けて—. 日内会誌 2008；97：2078-91.
5) 日本外科学会. 声明 診療に関連した「異状死」について. 日外会誌2001：102：620-1.
6) 内ヶ崎西作, 側嶋絵里菜. 異状死に関する厚生労働省の解釈について. 日大医誌 2015；74：192-4.
7) 厚生労働省医政局. 平成29年版死亡診断書（死体検案書）記入マニュアル. 2017. http://www.mhlw.go.jp/toukei/manual/（2017年12月閲覧）

8) 日本医師会医事法関係検討委員会．医師法第21条の規定の見直しについて．平成28年2月．http://dl.med.or.jp/dl-med/teireikaiken/20160224_1.pdf（2017年12月閲覧）
 9) 日本医学会加盟の主な19学会の共同声明．診療行為に関連した患者死亡の届出について〜中立的専門機関の創設に向けて〜．2004．http://www.mhlw.go.jp/shingi/2007/08/dl/s0810-6b_0005.pdf（2017年12月閲覧）
10) 医療安全対策検討ワーキンググループ．今後の医療安全対策について報告書．2005．http://www.mhlw.go.jp/shingi/2006/09/dl/s0906-3c.pd（2017年12月閲覧）
11) 日本学術会議第2部・第7部．報告 異状死等について—日本学術会議の見解と提言—．2005．http://www.scj.go.jp/ja/info/kohyo/pdf/kohyo-19-t1030-7.pdf（2017年12月閲覧）
12) 医療事故に係る調査の仕組み等のあり方に関する検討部会．「医療事故に係る調査の仕組み等に関する 基本的なあり方」について．2013．http://www.mhlw.go.jp/stf/shingi/2r985200000339xk-att/2r98520000033a1k.pdf（2017年12月閲覧）
13) 医療事故調査制度の施行に係る検討会．医療事故調査制度の施行に係る検討について．2015．http://www.mhlw.go.jp/file/05-Shingikai-10801000-Iseikyoku-Soumuka/0000078773.pdf（2017年12月閲覧）
14) 医療法．http://www.houko.com/00/01/S23/205.HTM（2017年12月閲覧）
15) 厚生労働省令第百号．http://www.mhlw.go.jp/file/06-Seisakujouhou-10800000-Iseikyoku/0000087200.pdf（2017年12月閲覧）
16) 厚生労働省医政局．総務課医療安全推進室．医療事故調査制度の概要について．平成27年．http://www.mhlw.go.jp/file/06-Seisakujouhou-10800000-Iseikyoku/0000129031.pdf（2017年12月閲覧）

【注】

1) 都立病産院医療事故予防対策推進委員会．都立広尾病院の医療事故に関する報告書—検証と提言．東京都衛生局病院事業部管理課．1999．http://www.byouin.metro.tokyo.jp/hokoku/hokoku/documents/hiroojiko.pdf（2017年12月閲覧）
2) 平成16年4月13日最高裁判所第三小法廷判決．平成15（あ）1560医師法違反．虚偽有印公文書作成同行使被告事件．裁判例情報．http://www.courts.go.jp/app/files/hanrei_jp/058/050058_hanrei.pdf（2017年12月閲覧）

（氏家　良人）

15 異型輸血後の心肺停止

　25歳の男性。交通外傷で搬入された。Primary surveyでは、呼吸不全、ショックに加えて切迫するDでもあった。救急外来のX線所見では両側血気胸、骨盤骨折が認められた。ただちに、気管挿管、胸腔ドレナージ、骨盤の固定を行い、大動脈閉塞バルーンカテーテル（IABO）の準備をしつつ、輸血のオーダーをした。血液型が不明のため、O型の赤血球を依頼した。患者は外来で救命処置が行われたが、1時間後に出血性ショックで死亡した。2日後、O型の新鮮凍結血漿（FFP）も投与されていることがわかった。
　本症例を、警察、事故調査委員会へ報告すべきか。

問題点

本症例の問題点として以下の3点が挙げられる。
①重症多発外傷症例で出血性ショック状態。救急外来で救命処置が行われたが、1時間後に出血性ショックで死亡
②後日、緊急のためのO型赤血球輸血のみならずO型FFPも投与されていることが判明した。
③警察に届け出るべきか？ 医療事故調査制度に則り、事故報告すべきか？

解　説

　2005年9月に改訂された厚生労働省"輸血療法の実施に関する指針"は、出血性ショックを含む大量出血時に、救命のための赤血球輸血として異型適合血の使用を明記した[1]。また2007年には、日本麻酔科学会、日本輸血・細胞治療学会が"危機的出血への対応ガイドライン"を発表し、異型適合血選択の優先順位を明記している[2]。これらが示すように、出血性ショック時に血液型が判明していない場合、または同型適合輸血製剤が不足している場合、

万能型のO型赤血球輸血を行う、もしくは患者血への適合血を輸血することは、今では多くの急性期医療施設で実践されている。

しかしながらガイドライン制定年でわかるように、つい10年ほど前まではそれを認識した医療者の割合は少なく、今でも緊急輸血に携わる医療従事者間で、輸血療法に関する知識レベルに相当の格差があると考えられる[3]。そうした背景を考慮すれば、外傷性出血性ショックの緊急異型輸血時にO型赤血球輸血がなされていた場合、同様にFFPを輸血しようとした場合、O型FFPをオーダーしてしまう医療者がいたとしても不思議ではなかろう。しかし、これは異型適合輸血ではなく異型不適合輸血になる。医療レベルの問題とばかりはいえず、本症例のように、救急の現場で緊急性が高く非常に慌ただしい中での医療状況では容易に陥り安い事態だといえる。

重症多発外傷の治療初期に死亡した事例で、不適合FFP輸注が行われていたことが後日判明した場合、医療現場がどのように事後対処すべきか困惑するのは当然のことである。その困惑の中には倫理的葛藤がもちろん含まれる。責任の所在はどこにあるのか、警察への届け出が必要とされる異状死に該当するのか、医療事故調査制度への報告事例となるのか、家族に説明しないといけないような事態なのか、死亡との因果関係はなさそうな厳しい症例だったのだから改まって説明しなくてもよいのではないか、そうすると後から事実の隠蔽や歪曲だと非難されることはないだろうか、などである。

1 死亡の因果関係

死亡の因果関係的には、重症外傷で救急外来に搬入されてから1時間後に出血性ショックで死亡した事例であるから、直感的に、重症外傷によるやむをえない結果ととらえることがほとんどであろう。しかしながら、その治療過程で誤った不適合輸血が行われたことを知らされた家族はどのような思いがよぎるであろうか。医療者の立場からすると、今回の死亡という結果において、誤った不適合FFP輸注が影響したとは考えにくく、死亡との因果関係は認められないと言い切りたいであろうが、家族としてはわだかまりが残ることは想像される。また、この患者が被害者であるならば、加害者の側としては、その罪が過失傷害から過失致死になってしまったのではないかとの思いもでてくるかもしれない。

2 医師法第21条

　医師法第21条（異状死体の届け出）には、「医師は、死体又は妊娠4月以上の死産児を検案して異状があると認めたときは、24時間以内に所轄警察署に届け出なければならない」としている[4]。

　本症例の場合、死亡時には、交通事故という外因死であったことから、当然警察への通報と検視はされていたものと思われる。問題は、2日後に不適合FFP輸注が判明したことである。診療関連死に含まれるとした場合であっても、診療関連死と一般の異状死の死因究明は分離して考えるべきであるという解釈からすれば、この件では改めて異状死としての警察への届け出は不要であろう。この背景には、医師法第21条の最近の解釈として以下のものがなされているからである。つまり、医療機関が継続的に診療したのちに看取ったものについて外表に異状がなければ、警察に届け出なくても医師法第21条違反に問われない。一方、医療機関に看取られたものでない事例（例えば自宅での突然死や、路上での死亡事例など）については、外表の異常の有無のみにこだわることなく広く警察に届け出るべきである、という解釈からである[5]。

3 医療事故調査制度

　医療事故調査制度は、2014（平成26）年6月18日に成立した医療法の改正に盛り込まれた制度であり、2015（平成27）年10月1日から施行されている[6]。

　概要は、医療事故が発生した医療機関において院内調査を行い、その調査報告を民間の第三者機関（医療事故調査・支援センター）が収集・分析することで再発防止につなげるための医療事故にかかる調査の仕組みである。

　この制度の目的は、「医療の安全を確保するために医療事故の再発防止を行うことであり、責任追及を目的としたものではない」ということが強調される。

　医療法第6条の10には、「病院、診療所又は助産所の管理者は、医療事故（当該病院等に勤務する医療従事者が提供した医療に起因し、又は起因すると疑われる死亡又は死産であって、当該管理者が当該死亡又は死産を予期しなかったものとして厚生労働省令で定めるものをいう）が発生した場合には、厚生労働省令で定めるところにより、遅滞なく、当該医療事故の日時、場所

及び状況その他厚生労働省令で定める事項を第6条の15第1項の医療事故調査・支援センターに報告しなければならない」とされている。

この医療事故調査制度の運用ガイドラインが示す原則は、
① 遺族への対応が第一であること、
② 法律に則った内容であること、
③ 本制度は医療安全の確保を目的とし、紛争解決・責任追求を目的としないこと、
④ 非懲罰生・秘匿性を守るべきこと、
⑤ 院内調査が中心で、かつ、地域ごと病院ごとの特性に合わせて行うべきであること、
⑥ 本制度により医療崩壊を加速してはならないこと、
とする見解が示されている[5]。

4 医療に起因する死亡

これらのことから、本症例は重症多発外傷で救急外来に搬入されてから1時間後に出血性ショックで死亡した重症病態事例であるから、一元的には「提供した医療に起因」した死亡にはあたらないが、後日判明した不適合FFP輸注が行われたという事実から「医療に起因すると疑われるもの」に該当するのではないかとの解釈もあるだろう。

こうした、死因に複数の可能性・候補がある場合には、複数の可能性のうち、医療行為が死亡の原因である可能性が50％を超えると考えられる場合に「医療に起因する死亡」の要件が該当するとする見解がある[5]。理由として、医学的な分析を行うと、死亡の原因を確定することは不可能であり複数の原因が常に存在するため、死因の可能性・候補の中に「医療行為」があると、常に「医療に起因する死亡」要件に該当することとなってしまうことになり、調査制度が意味をなくすことになってしまう。このため、少なくとも「医療行為」が死亡の原因である可能性が50％を超える場合に、「医療に起因する死亡」要件を充足すると解釈するものである[5]。

この判断からすると、本症例の死亡は重篤な外傷性出血性ショックの結果によるものであり、不適合FFP輸注の関連性はゼロとまではいえないが、死因となる可能性が低いとの判断から、「医療に起因する死亡」とはいえないのではなかろうか。だとすれば、医療事故調査制度の報告対象には該当しないとの判断でよいと思われる。

5 根本原因分析

　もちろんこれで今回の症例を担当した医療者や病院側の手続きが終了するわけではない。先述した、倫理的葛藤への対処や今後の医療安全の確保への議論が必要となる。そのためには、通常の院内医療安全業務での手続きを行うこととなる。不適合FFP輸注が医療の中で行われたことを医療機関として認知し、根本原因分析（RCA）を行い、再発防止策を立案し、家族説明の場を設けて死亡との因果関係を含め伝えることが大切となる。

　RCAは時系列にそって網羅的、具体的に行為ごとに、なぜ？なぜ？と掘り下げて分析する手法である。また、ヒューマンエラーは必ずしも根本原因ではなく、その他に起因した結果でありえるため、ヒューマンエラーには複数の背後要因があるとして、諸要因との関連性をよく検討しないと根本原因に至らないことに注意して行うことが必要である。これを中途半端に行うと根本原因に至るのとは逆に、「責任追求」や「説明責任」に直結してしまうことになってしまう。

　本症例のような、救急の現場における外傷性出血性ショック症例の診療体制、院内輸血製剤備蓄体制、輸血検査部との連絡体制、血液型不明下で異型適合血輸血が許容されるとする医学生理学的裏付け、院内医療従事者の「危機的出血への対応」に関する知識、認識レベルはどうかといった調査を含め、網羅的に根本原因分析を行うことにより、再発防止策を行っていく。また同時に、今回の不適合輸血施行に至った当事者の精神的ケアを行い、決して責任追求や懲罰といった対応を行わないことが重要である。

まとめ

　重症多発外傷による出血性ショックへの高度の急性期治療がなされるなか、緊急のためのO型赤血球輸血（異型適合輸血）が行われたが、同時にO型FFP輸注（異型不適合輸血）も行われたことが判明した事例であるが、警察に届け出る必要はなく、また、医療事故調査制度での「医療に起因し予期しなかった事例」に該当しないため、報告の必要性はないと判断する。

　しかしながら、通常の院内医療安全の手続きにより、根本原因分析を行い再発予防策の策定、また、家族への説明の場を設けてきちんとした事実説明を行うことが必要である。そうした手続きを行うことにより、事例当事者のみならず、院内医療従事者の倫理的葛藤解決への早道ともなる。

【文　献】

1) 厚生労働省医薬食品血液対策課．不適合輸血を防ぐための検査（適合試験）およびその他の留意点，「輸血療法の実施に関する指針」（改訂版）及び「血液製剤の使用指針」（改訂版）．東京：日本赤十字社血液事業本部；2005．p. 13-20.
2) 日本麻酔科学会，日本輸血・細胞治療学会．危機的出血への対応ガイドライン．2007．p. 4．http://www.anesth.or.jp/guide/pdf/kikitekiGL2.pdf（2017年4月閲覧）
3) 中川博文，東　俊晴，松原由紀ほか．異型適合血を用いたAB型患者に対する緊急大量輸血の問題点．日臨麻会誌 2008；28：334-8.
4) 厚生労働省医政局．平成29年度版死亡診断書（死体検案書）記入マニュアル．p. 4．http://www.mhlw.go.jp/toukei/manual/（2017年4月閲覧）
5) 井上清成．医療事故調査制度―法令解釈・業務運用指針―．東京：マイナビ；2015．
6) 日本医療安全調査機構．https://www.medsafe.or.jp（2017年4月閲覧）

〈橋本　圭司〉

16 緩和医療施行による心肺停止

　45歳の女性。乳がんで肺、骨に転移している。手術の適応がなく、放射線療法、化学療法を施行している。疼痛のため、麻薬製剤を服用している。しかし、夜に強い痛みを訴えたため、病棟当直医は静注麻薬であるフェンタネスト®を投与し、鎮静薬のミダゾラムを投与した。1時間後に、看護師が回診に行ったところ患者は死亡していた。Sp_{O_2}は装着していなかった。家族には、夕方まで呼吸循環も安定していたため、死亡する可能性に関しては話をしていなかった。
　本症例は、警察、事故調査委員会へ報告すべきか。

 解説・問題点

1 診療関連死、間接的安楽死、積極的安楽死

　本症例は、乳がんが遠隔転移しており疼痛に対して麻薬製剤を服用していることから、緩和医療を行っていたと考えられる。この患者が内服製剤では対処不可能な痛みを訴えたことに対してフェンタネスト®を投与したのは、投与量にもよるが従来の治療の延長上にあり医療倫理の四原則の善行原則にかなった行動である。しかしながら、同時にミダゾラムを投与したこともあり患者は死亡してしまった。麻薬製剤は薬理作用として中枢性の強い呼吸抑制作用をもっており、フェンタネスト®単独でも呼吸停止を引き起こす危険性は当然ゼロではない。ミダゾラムのようなベンゾジアゼピン製剤は単独でも若干の中枢性呼吸抑制作用とともに筋弛緩作用による上気道閉塞を起こしやすい。またミダゾラムは麻薬とともに用いるとその作用を増強することが知られている。ミダゾラムを用いた意図は不明であるが、同時に投与することは従来治療の延長とは必ずしもいえない。またSp_{O_2}はモニターされてい

なかったことから、これらの薬物による危険が認識されていなかったか危険を承知で投与された可能性が否定できない。

　本症例に対する投薬が純粋に苦痛緩和のためになされ、その結果として患者が死亡したのであれば間接的安楽死ととらえることができる[1]。間接的安楽死は適法とされているが、積極的安楽死との差は大きくないこともある。間接的安楽死であっても患者のその時点における明示された意思表示を要求するのが原則とされている。さらに現実的意思を確認することが困難な状況でも、死期の短縮という犠牲をはらっても苦痛から逃れたいと思う本人意思が合理的に推定される場合では苦痛緩和措置をとることを許容すべきであろうとされている。本症例では必ずしも意思を確認することが困難な状況とはいえないが、すでに経口麻薬製剤が投与されており苦痛から逃れたいという本人意思は推定可能と思われる。

　ミダゾラムを併用した事実に関しては2通りの可能性が考えられる。1つ目はフェンタネスト®の追加投与でも十分な鎮痛が得られる保証がなく、夜間にもかかわらず苦痛のため入眠できない患者の入眠を助けるために鎮静薬を併用した。しかしながら薬物の処方を行った病棟当直医に薬物相互作用に関する知識がなく患者の死亡という事態を引き起こした可能性である。2つ目は患者の苦痛が病棟当直医にとって見るに忍びないものであり、フェンタネスト®の投与によっても十分に軽減できないと判断した可能性である。第1の可能性では、薬物に関する知識の問題であり診療関連死としての対処を考慮しなければならない。第2の可能性の場合、間接的安楽死なのか積極的安楽死なのかという問題となる。

　判例としては、名古屋高裁による安楽死適法化のための要件がある(表)[注1]。また患者の自己決定権の観点から積極的安楽死は、苦痛の除去・緩和のために他に代替手段がない状況のもとで生命短縮の選択が許されるという「緊急避難の法理」と、その選択を患者の自己決定権にゆだねるという「自己決定権の理論」を根拠として許容されるとされている[注2]。

　その要件として、
　①患者が耐えがたい肉体的苦痛に苦しんでいること、
　②患者の死が避けられず、その死期が迫っていること、
　③患者の肉体的苦痛を除去・緩和するために方法を尽くし他に代替手段がないこと、
　④生命の短縮を承諾する患者の明示の意思表示があること、
　である。

表　名古屋高裁による安楽死適法化のための要件

1. 病者が現代医学の知識と技術からみて不治の病に冒され，しかもその死が目前に迫っていること
2. 病者の苦痛が甚だしく，何人も真にこれを見るに忍びない程度のものであること
3. もっぱら病者の病苦の緩和の目的でなされたこと
4. 病者の意識がなお明瞭であって意志を表明できる場合には，本人の真摯な嘱託又は承諾のあること
5. 医師の手によることを本則とし，これにより得ない場合には医師により得ないと首肯するに足る特別な事情があること
6. その方法が倫理的にも妥当なものとして認容しうるものであること

例えば横浜地裁の事案では、末期のがん患者が、意識を失っていたものの苦しそうに呼吸をする状態にあったところ、医師である被告人が患者の長男らに強く迫られ、点滴などの治療を全面的に中止し、ワソラン、さらに塩化カリウムを注射して死亡させた[注2]。この事案では①、③、④の要件が充足されないとして、殺人罪の成立を認め、懲役2年執行猶予2年の有罪判決を言い渡した。

2 人生の最終段階における医療の決定プロセスに関するガイドライン

厚生労働省による"人生の最終段階における医療の決定プロセスに関するガイドライン"[2]では積極的安楽死は対象としていないものの、医療およびケアの方針決定は、

①患者の意思が確認できる場合はインフォームド・コンセントに基づく患者の意思決定を基本とする。

②患者の意思が確認できない場合は、家族などによる患者の推定意思を尊重し、意思が推定できないときや家族がいない場合は患者にとって最善の治療方針をとることを基本とする。

いずれの場合も治療方針の決定に際して、

①医療・ケアチームの中で病態等により医療内容の決定が困難な場合、

②患者と医療従事者との話し合いの中で、妥当で適切な医療内容についての合意が得られない場合、

③家族の中で意見がまとまらない場合や、医療従事者との話し合いの中で、妥当で適切な医療内容についての合意が得られない場合は、

複数の専門家からなる委員会を設置し、治療方針についての検討及び助言

を行うことが必要としている。

　本症例を間接的安楽死あるいは自己決定権の理論の観点からプロセスを含めて考えてみる。すでに述べたように患者は経口麻薬製剤による鎮痛をすでに受けていることから鎮痛という治療を受けることには同意していたと考えられるものの、ミダゾラムの投与に関しては患者の意思にそったものとは必ずしもいえない。また投与量によっては積極的安楽死と考えなければならなくなる可能性があるが、「死が目前にせまっている」と言ってよいかどうかの問題がある。厚生労働省による"人生の最終段階における医療の決定プロセスに関するガイドライン解説編"[3]によると「人生の最終段階には、がんの末期のように、予後が数日から長くとも2〜3ヶ月と予測ができる場合、慢性疾患の急性増悪を繰り返し予後不良に陥る場合、脳血管疾患の後遺症や老衰など数ヶ月から数年にかけて死を迎える場合があります」となっている。乳がんは比較的経過の長い悪性疾患で遠隔転移のあるstage 4でも5年生存率は40〜50％である。本症例でも数ヶ月以上の予後を期待できる可能性があり、診療録に人生の最終段階である旨の記載がないかぎり、主治医でない当直医が安易に判断するのは問題がある。また手続きの面からも、本人の意思確認が基本であることから、当直医にとって見るに忍びないものだとしても意思確認なしにミダゾラム投与を行うことは問題となる危険性がある。

　日本緩和医療学会の"苦痛緩和のための鎮静に関するガイドライン"[4]においても、鎮静がもたらす益（好ましい効果；benefits）は、苦痛緩和である。害（好ましくない効果；harms）は、意識の低下により、コミュニケーションを始めとする通常の人間的な生活ができなくなることなどである。鎮静によって患者と家族の意思疎通が難しくなる可能性があるため、患者・家族の意思確認が重要だとしている。

 ## アプローチ例

　すでに述べたように本症例に対するアプローチとしては、
①本人の自己決定権
②治療義務の限界
③治療中止に至るまでの手続き履践の有無
　という3つが可能性としてある。これらのアプローチによって検討し届け出が必要であるかを検討する必要がある。

①本人の自己決定権

患者の事前指示あるいは家族による本人の推定意思が存在している場合は適法とするものである。刑法202条は自死についての自己決定を制限しており協力者の行為は違法とされている。しかし患者が鎮痛・鎮静薬の使用を明示的に拒絶した場合は、生命をすてることへの自己決定ではなく、「それ以上の生を強制されないこと」への防衛的自己決定として適法とする考えがある。本症例では事前の意思表明がどの程度あったのかということが重要となる。

②治療義務の限界

医学的根拠に基づき、「治療の不開始」あるいは「治療の中止」を行う場合に関連する。本症例ではそれまでの乳がんに対する治療が医学的に限界であり救命は不可能であり、治療を中止するためにフェンタネストあるいはミダゾラムの投与が正当化されるという考えとなる。しかし、すでに述べたように本事例では死が間近に迫っているとはいえない可能性がある。

③治療中止

手続き的アプローチは、すでに解説した"人生の最終段階における医療の決定プロセスに関するガイドライン"と関連する。手続きを履践したかどうかで殺人罪になるかどうかが決まる訳ではない。治療中止が適法とされるためには、患者の病態、回復可能性、余命、予測される治療の効果などに関する医学的認識が前提とされるが、そこにはかなり不確かな予測的判断が含まれる。事後に仮に誤った判断であったことが判明したとしても、手続きとして医療チームによる検討などを経ており、その時点での判断としては合理的であれば適法とすることができるとされている。

【文　献】

1) 前田正一, 氏家良人編. 救急・集中治療における臨床倫理. 東京：克誠堂出版；2016. p. 71-93.
2) 厚生労働省. 患者の意志を尊重した人生の最終段階における医療体制について. http://www.mhlw.go.jp/file/06-Seisakujouhou-10800000-Iseikyoku/0000078981.pdf（2017年8月閲覧）
3) 厚生労働省. 患者の意志を尊重した人生の最終段階における医療体制について. http://www.mhlw.go.jp/file/06-Seisakujouhou-10800000-Iseikyoku/0000078982.pdf（2017年8月閲覧）

4) 日本緩和医療学会. 苦痛緩和のための鎮静に関するガイドライン2010年版. https://www.jspm.ne.jp/guidelines/sedation/2010/index.php（2017年8月閲覧）

【注】
1) 昭和37年12月22日名古屋高等裁判所判決. 高刑集. 15巻・9号・674頁.
2) 平成7年3月28日横浜地方裁判所判決. 判時. 1530号・28頁.

（藤野　裕士）

17 自殺企図後、1ヶ月後に死亡した症例

　62歳の女性。4ヶ月前にうつ病と診断されたが、通院をしていなかった。自宅マンションの4階から飛び降り、コンクリートの駐車場に落下した。意識不明で救急搬送され、脳挫傷による遷延性意識障害に対して気管切開術が施行された。入院約1ヶ月後に肺炎を合併し敗血症性ショックで死亡した。
　死亡診断書（死体検案書）はどのように記すべきか。

解説・問題点

　本症例は、飛び降りによる自殺企図の重症外傷患者の1ヶ月後の死亡事例であり、死亡診断書への記載に迷うこととして、以下が挙げられる。
　①死亡の種類を外因死として記載すべきか？、敗血症として病死として記載すべきなのか？
　②死亡の原因の書き方はどのようにすべきなのか？
　など

　死亡診断書（死体検案書）は2つの意義を有している。1つ目は、人間の死亡を医学的、法律的に証明することで、2つ目は日本の死因統計作成の資料となることである。
　死亡診断書（死体検案書）は図の様式になっており、基本的には厚生労働省が作成した"平成29年度版死亡診断書（死体検案書）記入マニュアル"[1]に準拠して記入すべきである。本症例は自殺が関与して死亡した患者であり、死亡診断書（死体検案書）の記入に関して、いくつかの悩ましい点がある。日本法医学会も学会として、2017年6月28日付けで妊娠に伴う精神疾患などによる自殺の場合の記入方法に対して問題提起をしている[2]。
　最初に、一般的な死亡診断書（死体検案書）の書き方に関し、臨床医として疑問になる点を列挙し、それに対する厚生労働省による書き方の見解を解

死亡診断書（死体検案書）

この死亡診断書（死体検案書）は、我が国の死因統計作成の資料としても用いられます。かい書で、できるだけ詳しく書いてください。

記入の注意

氏　名			1 男　2 女	生年月日	明治　昭和　大正　平成　　　年　月　日 （生まれてから30日以内に死亡したときは生まれた時刻も書いてください）午前・午後　時　分

- 生年月日が不詳の場合は、推定年齢をカッコを付して書いてください。
- 夜の12時は「午前0時」、昼の12時は「午後0時」と書いてください。

死亡したとき	平成　　年　　月　　日　午前・午後　　時　　分

死亡したところ及びその種別	死亡したところの種別	1 病院　2 診療所　3 介護老人保健施設　4 助産所　5 老人ホーム　6 自宅　7 その他
	死亡したところ	番地　番号
	（死亡したところの種別1～5） 施設の名称	

- 「老人ホーム」は、養護老人ホーム、特別養護老人ホーム、軽費老人ホーム及び有料老人ホームをいいます。

死亡の原因	I	（ア）直接死因		発病（発症）又は受傷から死亡までの期間
		（イ）（ア）の原因		
		（ウ）（イ）の原因		◆年、月、日等の単位で書いてください
		（エ）（ウ）の原因		ただし、1日未満の場合は、時、分等の単位で書いてください（例：1年3ヵ月、5時間20分）
	II	直接には死因に関係しないがI欄の傷病経過に影響を及ぼした傷病名等		
手術	1 無　2 有　部位及び主要所見		手術年月日	平成　昭和　年　月　日
解剖	1 無　2 有　主要所見			

◆I欄、II欄ともに疾患の終末期の状態としての心不全、呼吸不全等は書かないでください
◆I欄では、最も死亡に影響を与えた傷病名を医学的因果関係の順序で書いてください
◆I欄の傷病名の記載は各欄一つにしてください
ただし、欄が不足する場合は（エ）欄に残りを医学的因果関係の順序で書いてください

- 傷病名等は、日本語で書いてください。
- I欄では、各傷病について発病の型（例：急性）、病因（例：病原体名）、部位（例：胃噴門部がん）、性状（例：病理組織型）等もできるだけ書いてください。
- 妊娠中の死亡の場合は「妊娠満何週」、また、分娩中の死亡の場合は「妊娠満何週の分娩中」と書いてください。
- 産後42日未満の死亡の場合は「妊娠満何週産後満何日」と書いてください。
- I欄及びII欄に関係した手術について、術式又はその診断名と関連のある所見等を書いてください。紹介状や伝聞等による情報についてもカッコを付して書いてください。

死因の種類	1 病死及び自然死 外因死　不慮の外因死 ｛ 2 交通事故　3 転倒・転落　4 溺水　5 煙、火災及び火焔による傷害 　　　　　　　　　　　　　　　6 窒息　7 中毒　8 その他 ｝ 　　　　　その他及び不詳の外因死 ｛ 9 自殺　10 他殺　11 その他及び不詳の外因 ｝ 12 不詳の死

- 「2 交通事故」は、事故発生からの期間にかかわらず、その事故による死亡が該当します。
- 「5 煙、火災及び火焔による傷害」は、火災による一酸化炭素中毒、窒息等も含まれます。

外因死の追加事項	傷害が発生したとき	平成・昭和　年　月　日　午前・午後　時　分	傷害が発生したところ	都道府県　市区　郡町村
	傷害が発生したところの種別	1 住居　2 工場及び建築現場　3 道路　4 その他（　　）		
	手段及び状況			

◆伝聞又は推定情報の場合でも書いてください

- 「1 住居」とは、住宅、庭等をいい、老人ホーム等の居住施設は含まれません。
- 傷害がどういう状況で起こったかを具体的に書いてください。

生後1年未満で病死した場合の追加事項	出生時体重　　　　　グラム	単胎・多胎の別　1 単胎　2 多胎（　子中第　子）		妊娠週数　満　週
	妊娠・分娩時における母体の病態又は異状　1 無　2 有　3 不詳		母の生年月日　昭和　平成　年　月　日	前回までの妊娠の結果 出生児　人 死産児　胎 （妊娠満22週以後に限る）

- 妊娠週数は、最終月経、基礎体温、超音波計測等により推定し、できるだけ正確に書いてください。
- 母子健康手帳等を参考に書いてください。

その他特に付言すべきことがら	

上記のとおり診断（検案）する	診断（検案）年月日　平成　年　月　日
（病院、診療所若しくは介護老人保健施設等の名称及び所在地又は医師の住所）	本診断書（検案書）発行年月日　平成　年　月　日 番地　番号
（氏名）　　　医師	印

図　死亡診断書（死体検案書）

説する。

1 死亡診断書と死体検案書の使い分け

　自らの診療管理下にある患者が、生前に診療していた傷病名に関連し死亡したと認める場合には「死亡診断書」を、それ以外の場合には「死体検案書」を交付するとされている。以下の場合には死亡診断書ではなく、死体検案書が選択される。
　①心肺停止状態で搬送され死亡確認を行う場合
　②心肺停止状態で搬送され心肺蘇生に反応せずに死亡を確認した場合
　③入院中の患者が自殺などの外因が原因で死亡して発見された場合
　④診療継続中の患者が突然急死し、死因が特定できない場合
　⑤診療中に診断できず、死亡後警察からの情報を基に死因を付ける場合
　そして、「死亡診断書」であるか「死体検案書」であるかを問わず、異状を認める場合には、所轄警察署に届け出なければならない。その際は、捜査機関による検視などの結果も踏まえたうえで、死亡診断書もしくは死体検案書を交付することになる。交付する書類により、もう一方は二重線で消すが押印の必要はない。

2 死亡診断書は、死に立ち会った医師でなければ作成できないのか？

　先輩に頼まれて初めて行った病院当直で、初めて診るお年寄りが亡くなった。その場合、死因がよくわからないのでカルテを紐解きながら長い現病歴を読んでいると、自分が死亡診断書を作成するより、主治医である常勤医師が書いたほうがよいのではないかと思う若い医師が多いと思う。
　医師は原則として、医師法第19条にあったように、死に「立ち会った医師」が作成するのであるが、医師法第20条（無診察治療等の禁止）に「医師は、自ら診察しないで治療をし、若しくは診断書若しくは処方せんを交付し、自ら出産に立ち会わないで、出生証明書若しくは死産証書を交付し、又は自ら検案をしないで検案書を交付してはならない。但し、診療中の患者が受診後24時間以内に死亡した場合に交付する死亡診断書については、この限りでない」との記載がある。これは診療中の患者が診察後24時間以内に当該診療に関連した傷病で死亡した場合に、改めて診察をすることなく死亡

診断書を交付しうることを認めるものである。さらに、平成24年8月31日付医政医発0831第1号によると、医師が死亡の際に立ち会っておらず、生前の診察後24時間を経過した場合であっても、死亡後改めて診察を行い、生前に診療していた傷病に関連する死亡であると判定できる場合には、死亡診断書を交付することができるとされている。

したがって、当直医か主治医のどちらが作成しても構わないが、正しく記載できる医師が書くほうが望ましいであろう。

3 死亡診断書（死体検案書）の記載（図）

a．死亡したとき

「死亡したとき」に記載する時刻は、死亡確認時刻ではなく死亡時刻である。ただし、救急車で搬入中の患者が救急車内で死亡した場合には、病院到着後の死亡確認時刻を記載することとなっている。死体検案ではわかる範囲で死亡時刻を推定し、余白部に（推定）と記入する。

b．死亡の原因

厚生労働省政策統括官（統計・情報政策担当）では、「死亡の原因」欄の記載内容を基に世界保健機関（WHO）が示した原死因選択ルールに従って、「原死因」を確定し、死因統計を作成している。「原死因」とは、「直接に死亡を引き起こした一連の事象の起因となった疾病又は損傷」または「致命傷を負わせた事故又は暴力の状況」と定義している。

Ⅰの(ア)の欄には直接の死亡原因となった傷病名を記載し、(ア)の原因となる傷病名があれば(イ)の欄に、同様に、(イ)の原因となる傷病名があれば(ウ)の欄に記入する。これらは、それぞれ1つの傷病名を記載するが、関連する傷病名が多数ある場合には(エ)の欄に複数記載することができる。

Ⅱの欄は、直接死因には関連しないが、Ⅰの欄の経過に影響を及ぼした傷病等があれば記載する。

c．死因の種類

12の項目から1つ選ぶことになる。自殺による転落、また、薬物中毒による死は3の転倒・転落や7の中毒を選ばず、9の自殺にしなければならない。問題は、交通事故などの外因で入院加療していたが、肺炎や心不全などの疾病で死亡したときのように、外因と疾病が死亡と関連した場合である。これ

は、最も死亡に近い原因から、医学的因果関係のあるかぎりさかのぼって疾病か外因かで判断することになっており、これは前述の原死因の概念である。

したがって、本症例では、自殺が原死因となる。死亡統計では、原死因はⅠ欄の最下段の傷病とすることが原則となっており、Ⅰ欄でふさわしい診断名がない場合、Ⅱ欄の傷病名が原死因候補となる。

本症例における死亡診断書（死体検案書）の記入例

a．死亡診断書か死体検案書か？

本症例では、死因や死亡時刻などに不明な点がなく、死体検案となる上記の場合にあてはまらないことより死亡診断書を選択する。

b．死亡の原因は？

Ⅰ欄には「(ア)直接死因」として「敗血症」、「(イ)(ア)の原因」として「肺炎」と記入する。Ⅱ欄には死因に大きく影響した「飛び降り自殺による脳挫傷」と記入する。

c．死因の種類は病死か外因死か？

本症例では直接の死因は病死であるが、自殺が原因で疾病を発症して死亡しているので外因死となる。これは外傷でも同様であり、外傷が原因で疾病を発症して死亡した場合は外因死である。

d．外因死の追加事項

傷害が発生したところの種別には1住居を選択する。住居は住宅、アパートなどの居住地のほか、敷地内の庭、駐車場などを含む。工場および建築現場はその敷地も含む。道路は公道、私道を問わず、歩道、高速道路などを指す。手段および状況には、その傷害がどのような状況で起こったかを具体的かつ詳細に記入する。服薬自殺であれば薬品名と薬効を記載する。

本症例では「マンション4階の窓から飛び降り、コンクリートの駐車場に落下したと思われる」と記載する。医師が自分自身で目撃したわけではないため、「…と思われる」、「…とのこと」、「…と推測される」などと記入するのが望ましい。

【文　献】

1) 厚生労働省．平成29年度版死亡診断書（死体検案書）記入マニュアル．2017. http://www.mhlw.go.jp/toukei/manual/（2017年5月閲覧）
2) 日本法医学会理事長 池田典昭．厚生労働省「平成29年度版死亡診断書（死体検案書）記入マニュアル」にみられる問題記述について．http://www.jslm.jp/topics/20170705_1.pdf（2017年5月閲覧）

（則末　泰博）

18 心肺停止で搬入され、蘇生できなかった症例

　78歳の男性。生来健康、病院の通院歴はない。夜の11時、自宅で突然心肺停止となった。救急隊到着時、心静止であり、心肺蘇生を施行しつつ救急外来に搬入された。救急外来で二次救命処置を施行したが、治療に反応せず蘇生できず、翌日の0時30分に治療を中止した。血液検査でも特記すべき所見はなく、死亡後のCT所見でも死亡原因は見つけられなかった。
　この場合、死亡診断書を書くべきか、死体検案書を書くべきか。また、死亡場所、死亡日時、死亡時刻の記載はどう記すべきか。さらに死亡原因は病死として構わないのか。

解説・問題点

　死亡診断書（死体検案書）の書き方に関する問題である。医師法第19条、20条により規定されている[1]この医師の義務は、救急の現場では以前より救急医を悩ましてきた。
　「診断書か？　検案書か？」、「異状死の定義」、「警察への届け出の必要性」、「死亡時刻や場所」などの問題は、蘇生技術が向上した現在、一言でいえば現場のさまざまな様相を呈する実情に制度が合っていない。解釈と運用で補うことになるがそれも統一されたものはなく、混乱は続いている。本稿では課題ストーリーをとおして問題を提示し、若干の考察を加え、設問に答えることを試みる。

1　死亡診断書（死体検案書）記入マニュアル

　厚生労働省のホームページには、"死亡診断書（死体検案書）記入マニュアル"[2,3]が掲載され閲覧できるようになっている。ある年度までは親切なフローチャートなども載っていたが、残念なことに、これらに従っていけば迷

いなく記述が完成するといったことはない。しかし、ここに示されている注釈は毎年改定されており、最も新しい厚生労働省の考え方が反映されていると考えて差し支えない。ゆえに、まずはじめに参考にしなければならない基本文献であろう。本文中にも必要に応じて引用した。

2 本症例の要点

死因は不明、既往はない、生来健康、通院歴なし。午後11時に心肺停止になる時点まで自宅にいることが確認されている。心肺停止で救急要請、蘇生しながら救急搬送して治療を試みるも蘇生できず。血液検査に異常なし、AI（オートプシーイメージング）にも死因を示唆する所見なし、となっている。

アプローチ例

1 アプローチ①

さて蘇生行為が終わり、今、遺体が目の前にあり、死因は特定されていない。診断書または検案書を早く発行しないと事は進まないのでさっさと書いてしまいたいが、限られた情報からはなんらかの内因性の疾患（例えば心疾患、急性の広範囲脳梗塞など）かもしれないといった印象をいだく程度である。しかし外因性、例えば中毒などの可能性はないであろうか？ 実際のところ、この段階で診断書を書くことは不可能ではないが、かなり勇気がいるのではないだろうか。ポイントは死因にそれらしい疾患が推測できる状況か、来院時から蘇生中止までの時間が診療中とみなせるのか、そして外因死の可能性はないかどうかである。

a．死亡診断書と死体検案書

"死亡診断書（死体検案書）マニュアル"[2]（以下、マニュアル）には、「医師は、『自らの診療管理下にある患者が、生前に診療していた傷病に関連して死亡したと認める場合』には『死亡診断書』を、それ以外の場合には『死体検案書』を交付してください」とある。以前はフローチャートと注記として異状死についてのコメントなどが掲載されていたが、なんらかの理由で現

在は削除されている[2,3]。随分シンプルな記述であるため、解説が必要である。
① 死亡診断書
　　診療継続中の患者が当該診療にかかわる傷病で死亡した場合に、診療した医師がその診療内容などの情報を基に記入する場合。要は診療中の患者が診療している疾患で亡くなった場合といえる。
② 死体検案書
　　原則死体を検案した医師が書くもので、その患者は診療継続中でなく、あるいは診療中でも死因がその傷病とは関連しない場合。
　ややこしいが、内因か外因か、あるいは異状死として検視されたか否かは、関係がないのである[4]。

b．診療？　確認？

　ここで問題になるのは、蘇生行為や同時並行的に行われる検査などを継続中の診療と考えるのかどうかである。救急搬送後死亡確認だけであったなら、受診歴が不明である以上検案書で間違いないが、実際には胸骨圧迫から点滴確保、気道確保、薬物投与、モニタリングなどが施行されているケースが多く、これら診療行為をしていれば診断書でよいと解されている場合もあり、その区別はあいまいである。これは後の死亡時刻、場所などにもかかわってくる。

c．検案とは

　この段階で救急医などが行う検案とは、以下のようなものである。
　すなわち、医師が死体を外表から検査する行為を検死（≠検視）といい、検死により得られた医学的所見に加えて種々の状況や既往歴などを検討したうえで、死因、死因の種類、死亡時刻、異状の有無などを判断することを死体検案という[4]。

d．さらに注意：検案と検案書

　言葉が似ているので勘違いしやすいが、検案という行為と死体検案書はイコールではない。確かに検案→異状死→警察届出→？→検案書というパターンがある程度の割合を占めると思われるので同一視しがちだが、別物である。

2　アプローチ②

　担当救急医が検案してだいたいの死因が特定できれば診断書あるいは検案書を書くことも理論的にはありえる。実際、病死と断定して診断書を発行するケースは存在する。しかし、「生前に診療していた傷病に関連して死亡した」とは、このケースではとうていいえないだろう。検案するとなった段階ではほぼ死因特定不可能のケースあるいは事件性があるかどうか不明なケースばかりであろうから、異状死と考えるのが妥当である。

a．異状死の定義（日本法医学会ガイドライン）（資料）[5]

　最も問題になることの多い異状死の定義であるが、日本法医学会のこのガイドライン以外に影響力のあるものがないのが現状である。本書の別章に診療関連死の章があるが、そこではこの"異状死ガイドライン"が大きな影響を及ぼしている。本稿のケースでは、死因のわからない死体ということで異状死となる。

　しかし、ややこしいことに前述のごとく、最新のマニュアルでは"異常死ガイドライン"参照の文言が削除されている[2]。厚生労働省では、異状死とは何か、定義しないのであろうか？

　異状死であれば、次にすべきは警察への届け出である。警察に届け出る目的と根拠は以下のとおりである。

b．警察への届け出

　医師法第21条によると、「医師は、死体又は妊娠4月以上の死産児を検案して異状があると認めたときは、24時間以内に所轄警察署に届けなければならない」[1]

　このように、この段階でなお死因が判明しないのであれば、警察への届け出は事実上必須といってもよい。検案書の場合、自治体によっては警察の検視なしには検案書を受理されないようである[6]。主な目的は犯罪性の有無の判定であり、それなりの専門知識を要する。家族に事情を聴いたり、心肺停止した現場（例えば自宅）などに現場検証に行くこともある。熱心な救急医は自ら現場まで見に行くことがあるようであるが現実的ではない。救急外来での検視時、立ち会う医師は担当の救急医になるため、ここでも担当救急医は検案などの行為を行うことになる。

> **豆知識：2種の検案**
>
> 　ここで、検案には実は2種あることに気づいた方もいることであろう。警察に異状死体として届けるまえに行う検案、そして、警察官が行う検視の補助手段として医師に依頼される検案である。どちらも大きく変わりはないが、積極的に届け出をしている救急医であれば、無意識のうちに両者を行っていることとなる[4]。

3　アプローチ③

警察の介入が決まった時点で、いくつかの分岐があるであろう。

a．犯罪性があったと認められた場合
　司法検視を行い、必要が認められた場合は司法解剖が行われる[4]。他殺などの可能性が出てきた場合がこちらになる。このコースに入った場合、担当医師の出る幕はない。

b．犯罪性がないと認められた場合
　救急医の診察や採血結果、AIがあればその結果を補助として、警察が検視を行い、医師が検案をする。この時点で犯罪性がなく死因をある程度推定できれば（≒2人の意見が一致すれば）、その時点で救急医が死亡診断書を書くことも可能である。例えば致死性不整脈、急性心筋梗塞といった、年齢相応で、状況に矛盾しない疾患名を書く方法がそれである。ここでも診断書か検案書かはあいまいで、先に挙げた診療中であったかどうかの判断による。警察に届け出たから検案書と決まったものではない。

　この段階でも死因の特定に至らない場合、次の選択肢がある。すなわち不詳の死として処理するか、あくまで死因特定を行うかである。

4　不詳の死、死因特定

a．不詳の死

　死亡診断書の書式では死亡の原因は12に分類されており、12番目の不詳の死とは内因外因含めて死因がわからない、ということであり、この分類で診断書あるいは検案書が書けることになっている。先ほどの日本法医学会の異状の定義に引っかかってしまうため、本来それでは困るはずで、そのために警察に届けたり、解剖に回したりするはずであるが、結局ここに戻ってくることは稀ではない。

　マニュアルでは「具体的な傷病名が分からない場合は、『死亡の原因』欄に『詳細不明』又は『不詳』と記入し、死因欄は空欄としないようにします」と注記されている[3]。

b．解　剖

　犯罪性はなくともあくまで死因の特定が必要と判断した場合、この患者の住居が監察医制度のある地域ならそちらで、そうでなければ大学病院などで行政解剖などの死因特定のための作業が必要になる。

　これらは大変なマンパワーが必要であり、多くの場合、前述のようにある程度ありうる診断名をつけて、あるいは不詳の死として検案書または診断書を書くように運用している地域が多いのではないだろうか。監察医制度がある地域（東京23区、神戸市、大阪府）ではそちらに依頼できるため、死因究明への心理的抵抗が少ないであろうが、世間の流れは逆であり、大阪府では監察医制度を廃止する方向との報道があった[7]。なお、ほかの死因探索の手段としては承諾解剖、病理解剖といった方法がある[4]。

　これで、だいたいの道筋をたどったことになる。以下は、残った設問群に逐一答えていきたい。

c．死亡時刻・死亡日時・場所

　前述のように、診療行為をしたのちに及ばず死亡されたと考えれば、病院での死亡確認時刻でよいであろう。それに対し、ほとんど死亡確認だけをしたような状況に近いと当事者たちが考えたならば死体検案書となり、死亡時刻は「死亡確認時刻ではなく、死亡時刻を記入」「死体検案によってできる

だけ死亡時刻を推定し、その時刻を記入」となる。
　場所においても同様である[2]。

d．死因は病死でよいか？

　蘇生をあきらめて死亡確認をした段階、あるいは検案した段階で病死と判断し、病死として診断書を発行することは先にも述べたが不可能ではない。

　しかし、常識的には本症例では継続診療中であったというには無理があり、警察への届け出、検視は最低限することが推奨される。また、医師の病死という判断（警察に届け出をしないでよいとした判断）を検証するシステムがないことも問題である[4]。犯罪の見逃しの可能性があるからである。

　警察に届け出、検視を経たのち犯罪性の除外、外因死の否定がおおむね合意されれば、ここで病死としての診断書または死体検案書で問題ない。この場合、死因は先に挙げたような状況に矛盾しない疾患群、あるいは不詳の死となるであろう。釈然としないかもしれないが、これが現実である。

まとめ

　このように、救急現場での死亡診断書、死体検案書をめぐる問題は多岐にわたっている。法整備が待たれる。なお本稿では外因死についてはほとんど触れなかった。

資料　　　　　　「異状死ガイドライン」

平成6年5月

日本法医学会

（日法医誌1994第48巻，第5号，pp. 357-358掲載）

　医師法21条に「医師は、死体又は妊娠4カ月以上の死産児を検案して異状があると認めたときは、24時間以内に所轄警察署に届け出なければならない」と規定されている。
　これは、明治時代の医師法にほとんど同文の規定がなされて以来、第2次大戦中の国民医療法をへて現在の医師法に至るまで、そのまま踏襲されてきている条文である。
　立法の当初の趣旨はおそらく犯罪の発見と公安の維持を目的としたものであったと考えられる。
　しかし社会生活の多様化・複雑化にともない、人権擁護、公衆衛生、衛生行政、社会保障、労災保険、生命保険、その他にかかわる問題が重要とされなければならない現在、異状死の解釈もかなり広義でなければならなくなっている。
　基本的には、病気になり診療をうけつつ、診断されているその病気で死亡することが「ふつうの死」であり、これ以外は異状死と考えられる。しかし明確な定義がないため実際にはしばしば異状死の届け出について混乱が生じている。
　そこでわが国の現状を踏まえ、届け出るべき「異状死」とは何か、具体的ガイドラインとして提示する。
　条文からは、生前に診療中であれば該当しないように読み取ることもできるし、その他、解釈上の問題があると思われるが、前記趣旨にかんがみ実務的側面を重視して作成したものである。

【1】外因による死亡（診療の有無、診療の期間を問わない）
（1）不慮の事故
　A．交通事故
　　運転者、同乗者、歩行者を問わず、交通機関（自動車のみならず自転車、鉄道、船舶などあらゆる種類のものを含む）による事故に起因した死亡。
　　自過失、単独事故など、事故の態様を問わない。
　B．転倒、転落
　　同一平面上での転倒、階段・ステップ・建物からの転落などに起因した死亡。
　C．溺水
　　海洋、河川、湖沼、池、プール、浴槽、水たまりなど、溺水の場所は問わない。
　D．火災・火焔などによる障害
　　火災による死亡（火傷・一酸化炭素中毒・気道熱傷あるいはこれらの競合など、死亡が火災に起因したものすべて）、火陥・高熱物質との接触による火傷・熱傷などによる死亡。
　E．窒息
　　頸部や胸部の圧迫、気道閉塞、気道内異物、酸素の欠乏などによる窒息死。
　F．中毒
　　毒物、薬物などの服用、注射、接触などに起因した死亡。
　G．異常環境
　　異常な温度環境への曝露（熱射病、凍死）。日射病、潜函病など。
　H．感電・落雷
　　作業中の感電死、漏電による感電死、落雷による死亡など。
　I．その他の災害
　　上記に分類されない不慮の事故によるすべての外因死。
（2）自殺
死亡者自身の意志と行為にもとづく死亡。

縊頸、高所からの飛降、電車への飛込、刃器・鈍器による自傷、入水、服毒など。
自殺の手段方法を問わない。
（3）他殺
加害者に殺意があったか否かにかかわらず、他人によって加えられた傷害に起因する死亡すべてを含む。
絞・扼頸、鼻口部の閉塞、刃器・鈍器による傷害、放火による焼死、毒殺など。
加害の手段方法を問わない。
（4）不慮の事故、自殺、他殺のいずれであるか死亡に至った原因が不詳の外因死。
手段方法を問わない。

【2】外因による傷害の続発症、あるいは後遺障害による死亡
例）頭部外傷や眠剤中毒などに続発した気管支肺炎
　　　パラコート中毒に続発した間質性肺炎・肺線維症
　　　外傷、中毒、熱傷に続発した敗血症・急性腎不全・多臓器不全
　　　破傷風
　　　骨折に伴う脂肪塞栓症　　　など

【3】上記【1】または【2】の疑いがあるもの
外因と死亡との間に少しでも因果関係の疑いのあるもの。
外因と死亡との因果関係が明らかでないもの。

【4】診療行為に関連した予期しない死亡、およびその疑いがあるもの
注射・麻酔・手術・検査・分娩などあらゆる診療行為中、または診療行為の比較的直後における予期しない死亡。
診療行為自体が関与している可能性のある死亡。
診療行為中または比較的直後の急死で、死因が不明の場合。
診療行為の過誤や過失の有無を問わない。

【5】死因が明らかでない死亡
（1）死体として発見された場合。
（2）一見健康に生活していたひとの予期しない急死。
（3）初診患者が、受診後ごく短時間で死因となる傷病が診断できないまま死亡した場合。
（4）医療機関への受診歴があっても、その疾病により死亡したとは診断できない場合（最終診療後24時間以内の死亡であっても、診断されている疾病により死亡したとは診断できない場合）。
（5）その他、死因が不明な場合。
病死か外因死か不明の場合。

（日本法医学会教育委員会（1994年当時）：柳田純一（委員長）、木内政寛、佐藤喜宣、塩野　寛、辻　　力、中園一郎、菱田　繁、福島弘文、村井達哉、山内春夫）

（日本法医学会．異状死ガイドライン．日本法医学雑誌1994．48巻．357-358頁より出典）

【文　献】

1) 医師法. http://law.e-gov.go.jp/htmldata/S23/S23HO201.html（2017年4月閲覧）
2) 厚生労働省. 平成29年度版死亡診断書（死体検案書）記入マニュアル. http://www.mhlw.go.jp/toukei/manual/dl/manual_h29.pdf（2017年4月閲覧）
3) 厚生労働省. 平成22年度版死亡診断書（死体検案書）記入マニュアル. http://www.caremanagement.jp/dl/ShibouShindanshoH22.pdf（2017年4月閲覧）
4) 池田典昭. 救急治療現場における死亡診断書・死体検案書. 前田正一, 氏家良人編. 救急・集中治療における臨床倫理. 東京：克誠堂出版；2016. p. 107-22.
5) 日本法医学会. 異状死ガイドライン. 1994. http://www.jslm.jp/public/guidelines.html（2017年4月閲覧）
6) 小尾口邦彦. ER・ICU診療を深める. 東京：中外医学社；2013. p. 203-21.
（臨床医の実感あふれる，死亡診断書・死体検案書対策が詳しい．警察の対応の変遷なども記されており，救急医あるあるネタに納得）
7) 朝日新聞デジタル. http://www.asahi.com/articles/ASJBG0GH7JBFPTIL02C.html（2017年4月閲覧）

〈美馬　裕之〉

19 脳死とされうる状態の患者のオプション提示

　14歳の女性。踏切内で電車にはねられ重篤な頭部外傷を負った。体温管理を含めたできるかぎりの治療を行ったが、1週間後に脳死とされうる状態となった。事故前に本人の臓器提供の意思表示はなかった。身体的虐待と思われる可能性はなかったが、学校でのいじめはあった可能性はある。
　家族に現在の状況を説明し、脳死の可能性が高いこと、臓器提供の機会があることを説明（オプション提示）しても構わないのか。もし、オプション提示により親が臓器提供を承諾した場合、進めても構わないのか。

 解説・問題点

　臨床的脳死の場合には、「臓器の移植に関する法律」（臓器移植法）に基づいてオプション提示を行うことは臓器移植で新しい命を授けられる移植待機患者にとってだけでなく、脳死に陥った患者や家族の意思の尊重のうえからも重要と思われる。

1　脳死臓器移植の現状

　日本では1997年に臓器移植法が成立したが、諸外国ほどドナーの確保が進まなかった。また各国で移植医療がさかんになるにつれて自国で移植臓器がまかなえず国外で移植を受ける人が増えてきた（移植ツーリズム）。多くの場合、富裕国の患者が貧困国の貧しい人々から臓器の提供を受けるという構図を示しており、金銭を介した臓器提供も行われていた。そこで国際移植学会は2008年5月に、貧しい人々から臓器が搾取されることのないよう移植ツーリズムを防止し自国内で提供臓器がまかなえるような移植医療環境の整備を求めた"臓器取引と移植ツーリズムに関するイスタンブール宣言"（以下、イスタンブール宣言）を発表した[1]。イスタンブール宣言は、移植ツーリズ

ムが、公平、正義、人間の尊重といった原則にそっていない点が問題だと指摘するが、そもそも貧困国が貧困であることは貧困国独自の問題なのかという論点もある[2]。ここでは深く触れないが、興味のある方は引用文献を参照されたい。

2 改正臓器移植法

a．小児への適応拡大

イスタンブール宣言により、日本では15歳未満の移植や自国内での提供臓器確保のための法整備が喫緊の課題となり、改正された臓器移植法（改正臓器移植法）が2010年7月に施行された。それに合わせて運用指針と質疑応答集が公開されている[3,4]。

その改正内容をみてみよう。臓器提供の意思表示のできる年齢は民法上の遺言可能年齢などを参考にして15歳以上に限られている。そのため15歳未満のドナーを確保するために、小児に対するより厳格な脳死判定基準を整備したうえで、通常の医療と同様、保護者による承諾で可能とした。ただし小児とはいえ、理解力のある年齢に達している場合、通常の医療ではインフォームド・アセントが推奨されている[5]。これは成人では認められる治療拒否権を行使する余地のあるインフォームド・コンセントとは異なり、患児が自分自身に対して行われる医療行為をよく理解し納得のうえ同意することである。本症例は、ある程度の判断能力を有していると考えられる年齢に達しており、事故前に家庭内で臓器移植に関してなんらかの意思を表明していたならば、十分に配慮すべきだと考えられる。

b．被虐待児の扱い

小児がドナーとなることに伴い被虐待児の扱いが明記され、虐待を受けた児童（18歳未満の者）からの臓器の摘出は行わないこととなった。しかし被虐待児の脳死体をどう扱うかは国によって異なり、米国では臓器の摘出が行われているのが現状である[6]。虐待を行った者の定義は、「児童虐待の防止等に関する法律」と同様に解釈されている。それによると、保護者（親権を行う者、未成年後見人その他の者で、児童を現に監護する者）に限定される。

本症例は、学校でのいじめを苦にした自殺企図の可能性がある。学校でのいじめは虐待と異なるため本法律の対象とならないと考えられるが、今後は検討を要する問題であろう。現状では、医師や医療従事者と家族、必要に応

じて学校関係者や警察、児童相談所、移植コーディネーター、法律家との倫理的、法的検討を経たうえで、事故前の本人の意向（なんらかの意思表示があったなら）や家族の思いを尊重した判断を下す必要がある。

　本症例とは異なるが、事故後に遺書に類似するメモなどが発見され、そこにいじめの事実と臓器提供の意思表示の記載があった場合、どのように対応すべきだろうか。いじめの事実認定には、学校での調査などを経る必要があるが、現実的にはそこまでの時間的猶予はないだろう。いじめの有無の判断に迷うような場合、ドナーとするのかしないのか、今後、公的機関から基本的なスタンスが明示されることが望まれる。

c．自己決定の扱い

　改正前の臓器移植法では、自己決定に基づいて脳死判定を行い、法的脳死の確定後、臓器の摘出が可能であったが、改正臓器移植法では、本人の事前の明確な拒否の意思表示がなければ、家族の承諾で臓器提供が可能となった。それに伴い、脳死下臓器提供数が増加した[7]。脳死判定までの各ステップで自己決定がどのように扱われているか、細かくみていく。法的脳死判定により、法的に死亡が確定すると臓器の摘出が可能となる。これは、デッド・ドナー・ルール（DDR）と呼ばれるもので、死んでいるのであれば死体をどう扱うかを家族に委ねることに違法性はないという考え方である。では、法的脳死判定前、つまり法的に死んでいない状態での脳死判定に関する自己決定はどのように扱われているのだろうか。本人が事前に脳死判定の拒否の意思表示をしておらず、家族が脳死判定の実施を承諾すれば、脳死判定の実施が可能となったが、それは脳死判定に対する本人の意思の確認に関して、改正前の臓器移植法ではオプトイン（承諾の意思表明）であったのが、改正臓器移植法ではオプトアウト（拒否の意思表明）で自己決定との整合性をとっている。

d．知的障害者等の扱い

　自己決定と関連する事項に、知的障害者等の意思表示が困難な者の意思表示等の取り扱いがある。主治医等が家族に対して説明を行う中で、患者が知的障害等の意思表示が困難な者であることが判明した場合は、年齢にかかわらず、臓器摘出は行わない。知的障害者等の判断方法は、診療過程において主治医等が判断することとなっている。

e．親族への臓器の優先提供

本症例とは直接関係ないが、改正臓器移植法での大きな変更点として、親族へ臓器の優先提供ができるようになった。これは、本人の意思表示がある場合に限るとしている。親族とは、配偶者、子および父母に限定されている。ただし、臓器の提供先に特定の親族を指名していたとしても、その者を含む親族全体へ優先提供する意思表示として取り扱われる。また臓器の提供先を限定し、その他の者への提供を拒否する場合は、脳死判定および臓器摘出は見合わせるとしている。また自殺に対しても特別な配慮が求められるようになった。親族に移植希望者登録をした者がいた場合、親族への臓器を優先的に提供する意思を書面により表示していた者が自殺を図ったときには、親族への優先的な臓器提供は行わないことになっている。

3　脳死臓器移植のこれから

改正臓器移植法での今後検討を要すると思われる点をまとめる。

a．被虐待児の脳死体からの臓器摘出

今後、小児の脳死下提供臓器数が需要数に比して増えなければ、米国のように被虐待児の脳死体からの臓器摘出を求める意見が出てくる可能性が考えられる。また先にも触れたように、学校でのいじめや体罰との関係は今後検討を要する点であると思われる。年齢に関しても18歳未満に限られているが、それより上の年齢でも虐待などが疑われる場合は、実際の扱いになんらかの配慮が必要だと考えられる。

b．デッド・ドナー・ルール（DDR）[8]

DDRとは、死んでいる人からしか、心臓などの生存に不可欠な臓器を取り出してはいけないという規則である。これまでの日本の議論は、脳死を明確な条件下で人の死と認めて脳死臓器移植を認めるか、脳死を人の死と認めず脳死臓器移植も認めないという2つの立場に分かれて行われているが、どちらもDDRを守る立場であり、死の定義の変更を許容するか否かが異なる。日本では、2回目の法的脳死判定を行った時点で死亡宣告がなされ、ドナーが死んでいると法的に看做して臓器の摘出が行われている。この考え方は、実態としては以下に述べるDDR例外許容論と同じであるが、法律や制度の変更が少なくてすむという利点がある。

日本ではあまり馴染みがないが、DDR例外許容論という考え方もある。脳死も生きていると看做したうえで、生存に不可欠な臓器の摘出が例外的に許されるというものである。その場合、脳死という言葉は不適切であるので、脳の機能が不可逆的に停止（不可逆的深昏睡）した患者と呼ぼう。そのような患者はまだ生きているが、死期が迫っている状態だと考えられる。患者が完全に死んで臓器が傷む前に、患者の事前の臓器提供の意思、あるいは家族の同意がある場合に臓器を摘出することは、患者の利益はほとんど侵害されないと考え、DDRに例外を許容しようというものである。当然、健康な状態での臓器提供は認められず、不可逆的深昏睡の場合に限りDDRの例外とする。これに関連してピーター・シンガーは、現代の医療行為と「人命はすべて平等の価値をもつ」という信念は両立しなくなっているのではないかと指摘する[9]。この考え方は人類が古来よりもっていた心臓死をもって死とする感性に変更を加える必要はないが、越えなければならないハードルは高い。当然であるが、このDDR例外許容論には反対意見も多くあることを申し添えておく。

c．オプトインとオプトアウト

　改正臓器移植法では、本人の意思が不明の場合、臓器摘出と脳死判定については家族のオプトインで可能とし、脳死判定について本人のオプトアウトを採用している。改正前の臓器移植法では、脳死判定、臓器摘出とも本人と家族のオプトインを必要としていたことからの大きな変更といえる。

　一般的にオプトアウトを採用すると、脳死下提供臓器数が増える傾向にある[10]。自己決定に関して、意思の確認方法が変わるだけで、提供臓器数が変わることは注目に値する。ヨーロッパで多く採用されているのはオプトアウトで、臓器摘出拒否の意思表明をしていなければ、臓器摘出が可能である[11]。自由意志とはなんのかを考えるうえで、非常に興味深い実例である。一方、このようなオプトアウトで自己決定との整合性をとることに反対する立場もある。あくまでも人の死は心臓死であり、本人の意思表示がある場合（オプトイン）にのみ例外的に脳死を認めるべきだと主張している[12]。いわゆるサイレントマジョリティをどう扱うのかという視点からも今後検討が必要なのではないだろうか。

d．本人の意思と家族の意思

　日本の場合、家族が拒否すれば、本人が臓器提供の意思表示をしていたと

しても臓器の摘出はできないことが法律に明記されている。明記された根拠は不明であるが、西欧に比べて個人よりも家や家族の影響が強く残っている日本文化のもとでは、現実的に家族の意思を無視して摘出することは困難である[13]。おそらくこのことを明文化したものであろう。諸外国でこのような国は現時点ではおそらくないと思われる[10]。しかしスペインなど本人のオプトアウトのみを法律で規定している国でも、実際には家族が同意しない場合は臓器摘出を諦めている。スペインで単位人口当たりの臓器提供者数が多いのは、オプトアウトの採用だけでなく、家族に対する丁寧な対応などを含めた国を挙げての移植医療システムの構築に努めた結果だと分析されている[10, 14, 15]。オーストリアはやや特殊で、意思表示を本人のオプトアウトのみとし家族の拒否を受け付けないとしている。今後、日本でも検討すべき点となる可能性がある。

e. 脳死は人の死か

現時点で脳死が人の死であるのは、改正後においても改正前と同様、臓器移植に関する場合だけであり、一般の医療現場で一律に脳死を人の死とするものではないとされている[4]。実際に、今でも脳死は人の死かという議論は続いている。

脳死という新たな死の概念をわれわれは自然に受け入れるようになるべきなのであろうか。そもそも臓器移植は、人工多能性幹細胞（iPS細胞）などを用いた再生医療や人工臓器の完成までの過渡的な医療と考えることもできる。遠い将来、あらゆる人工臓器が開発されたらどうなるのだろう。脳の一部も移植の対象、あるいは人工臓器による機能の代替が進んだらどうなるのだろう。その際は、脳のどこまで移植や人工臓器による機能の代替が許されるのかという議論が必要だと思われる。

その時には、人間の感性が脳死を死と受け入れるようになるのかもしれない。

 アプローチ例

家族に現在の状況を説明し、臓器提供の機会があることを説明しても構わない。ただし以下の点に配慮する必要がある。本症例は14歳（臓器提供の意思表示のできない15歳未満）であるが、ある程度の判断能力を有していると考えられる年齢に達している。事故前に家庭内で臓器移植に関してなん

らかの思いを表明していたならば、十分に配慮すべきである。本症例は該当しないと考えられるが、知的障害者等の意思表示が困難な者ではないと判断されることが前提である。

本症例は、学校でのいじめを苦にした自殺企図の可能性がある。学校でのいじめは虐待と異なるため法律の対象となるかどうか明確ではないが、今後は検討を要する問題であると考えられる。現状では、医師や医療従事者と家族、必要に応じて学校関係者や警察、児童相談所、移植コーディネーター、法律家との倫理的、法的検討を行ったうえで家族の意向を尊重する必要があろう。

最終的に親が臓器提供を承諾した場合、進めても構わない。

まとめ

日本の脳死臓器移植の歴史と現状を俯瞰し、諸外国の状況から現時点での未解決の問題と今後の課題を解説した。そのうえで、改正臓器移植法に照らし合わせて、実際的な本症例へのアプローチ例を示した。

【文 献】

1) 日本移植学会アドホック翻訳委員会．臓器取引と移植ツーリズムに関するイスタンブール宣言．http://www.asas.or.jp/jst/pdf/istanblu_summit200806.pdf（2017年1月閲覧）
2) ポール・ファーマー．豊田英子訳．権力の病理．東京：みすず書房；2012.
3) 「臓器の移植に関する法律」の運用に関する指針（ガイドライン）．http://www.mhlw.go.jp/bunya/kenkou/zouki_ishoku/dl/hourei_01.pdf（2017年1月閲覧）
4) 臓器提供手続きに係る質疑応答集．http://www.mhlw.go.jp/file/06-Seisakujouhou-10900000-Kenkoukyoku/0000101634.pdf（2017年1月閲覧）
5) 日本看護協会．インフォームド・アセントとは．https://www.nurse.or.jp/rinri/case/assent/column.html（2017年1月閲覧）
6) 日本小児科学会．子どもの脳死臓器移植プロジェクト報告．p. 44（図12）．https://www.jpeds.or.jp/uploads/files/saisin_111118_1.pdf（2017年1月閲覧）
7) 日本臓器移植ネットワーク．移植に関するデータ．https://www.jotnw.or.jp/datafile/offer/year.html（2017年1月閲覧）
8) 児玉 聡．デッド・ドナー・ルールの倫理学的検討．生命倫理2007；17：183-9.
9) ピーター・シンガー．樫 則章訳．生と死の倫理．京都：昭和堂；1998.
10) 瓜生原葉子．諸外国における臓器提供システム─制度、組織行動の視点から─．移植2013；48：6-12.

11) 丸山英二.死と臓器移植をめぐる生命倫理.坂本百大,青木　清,山田卓生編著.生命倫理.東京:北樹出版;2005. p. 125-39.
12) 恩田裕之.子どもの脳死と臓器移植.国立国会図書館.ISSUE BRIEF NUMBER 440（Feb.27.2004）.http://www.ndl.go.jp/jp/diet/publication/issue/0440.pdf（2017年1月閲覧）
13) アリッサ・ハーウィッツ・スウォタ.臨床現場における文化的多様性.D・ミカ・ヘスター編.前田正一,児玉　聡訳.病院倫理委員会と倫理コンサルテーション.東京:勁草書房;2009.
14) 日本移植学会.世界の臓器提供者数（人口100万対）2012年.http://www.asas.or.jp/jst/general/data/qa1.html（2017年1月閲覧）
15) Hitchen L. No evidence that presumed consent increases organ donation. BMJ 2008;337:a1614.

（田村　高志）

20 脳死判定後の移植拒否患者の治療中止

　58歳の男性。脳動脈瘤の破裂により、1週間後に脳死とされる状態に陥った。オプション提示により、臓器移植を了解し脳死判定を2回行い、脳死であることが確定された。しかし、その後、患者の家族から移植を見合わせたいとの意思が伝えられた。一方で、延命治療の続行は望んでいない。
　この患者を脳死として扱い、人工呼吸の中断を行うことは問題がないのか。

 解説・問題点

1　運用・手続き上の解釈

　本症例については、"「臓器の移植に関する法律」の運用に関する指針（ガイドライン）"[1]（以下、ガイドライン）と "臓器提供手続きに係る質疑応答集（平成27年9月改訂）"[2]（以下、質疑応答集）に記載がある。
　ガイドラインには「第10臓器摘出に至らなかった場合の脳死判定の取り扱いに関する事項」として、「法の規定に基づき、臓器摘出に係る脳死判定を行い、その後移植に適さない等の理由により臓器が提供されない場合においても、当該脳死が判定された時点（第2回目の検査終了時）をもって『死亡』とすること」とある。
　また、質疑応答集の「7検視等の手続―問5」に、「法的脳死判定を終了した後に、ドナーの家族が臓器提供への同意を撤回した場合又は検視、実況見分等によって司法解剖が行われることとなった場合には臓器提供ができなくなるが、法的に脳死と判定されたドナーが心停止に至った場合、
　(a)法的に死亡とみなされるのは法的脳死判定終了時か心停止時か。
　(b)心停止に至る前に人工呼吸器による呼吸管理等を中止することは可能か。

(c) 家族が同意を撤回した後心停止に至るまでの期間の治療（処置）については、誰が費用を負担することになるのか。保険診療扱いとなるのか。生命保険についてはどうか。」

という質問に対する答えとして、

「(a) 2回目の法的脳死判定が終了し脳死と判定された場合には、その後に臓器提供が行われなくなるような事態が発生したとしても、2回目の判定終了時点が死亡時刻となる（参照：ガイドライン第10）。
(b) 質問のような状況において人工呼吸器による呼吸管理等を中止することは、通常の医療行為の過程で蘇生不可能となった患者に対して当該施設において行われている対応と基本的に同一と考えられる。
(c) 法的脳死判定終了後に家族が同意を撤回するなどにより臓器提供が行われなくなった場合にも、法的脳死判定を行った施設には、ネットワークの費用配分基金から所定の費用が支払われることとなっている。また、生命保険については、それぞれの保険会社の判断によるものと考えられる。」

としている。

したがって、本症例の場合これの(b)に該当するため「死亡した」として人工呼吸器を止めることには法的、手続き的な問題はないと考える。

2 脳死は人の死か？

法的、手続き的には問題がないとしても、この事例を掘り下げると「死とは何か」という根本的な問題を提起しているともいえる。1997（平成9）年に臓器の移植に関する法律[3]（以下、旧法）が制定されたときには第6条2項に「前項に規定する『脳死した者の身体』とは、<u>その身体から移植術に使用されるための臓器が摘出されることとなる者であって</u>脳幹を含む全脳の機能が不可逆的に停止するに至ったと判定されたものの身体をいう」（下線は著者による）とあったのが、2009（平成21）年に改正された後（以下、新法）は同項が「前項に規定する『脳死した者の身体』とは、脳幹を含む全脳の機能が不可逆的に停止するに至ったと判定された者の身体をいう」と旧法の下線部分が削除された。すなわち、旧法では臓器移植の場合のみ脳死を死と認めていたのが、新法では臓器を移植しない場合でも、一律に脳死を人の死と認めているとも解釈できるのである。

これについて新法施行後に作成された質疑応答集に「1全般的事項—問1：

平成21年の法改正では『脳死した者の身体』の定義規定が改正されているが、これにより一律に脳死は人の死とされたのか」という質問がある。もし、脳死が一律に人の死であるとされれば、本症例のように脳死判定後に臓器移植ができない場合でも、「すでに死亡している」ので、人工呼吸器などの治療を中止することに法的な問題はないと思われる。前述のガイドラインの記載とも、質疑応答集の7―問5の答えとも整合性が保たれる。しかし、「脳死は一律に人の死か」という問いに対する答えは「国会における改正法の趣旨説明では、脳死が人の死であるのは、改正後においても改正前と同様、臓器移植に関する場合だけであり、一般の医療現場で一律に脳死を人の死とするものではない、とされている」と一見矛盾する回答になっている。これを説明できるのは、「臓器移植を行うことを前提に法的脳死判定を行い、一度脳死と判定されれば、その後の経過にかかわらず死亡したとされる」という解釈である。

したがって、本法では、脳死を一律に人の死であるとするのではなく、通常は心臓死を標準としながらも、臓器移植を前提にして法的脳死判定を行って脳死と判定された場合は、事後に実際に移植されなかった場合も含めて脳死を人の死とするという、2つの死の基準が存在することになる。

3 脳死という概念の成立

脳死の概念は、移植医療の登場とともに現れた。南アフリカで1967年に世界で初めての心臓移植が行われたが、当時は脳死という概念は存在しなかった。

Journal of American Medical Association誌にA definition of Irreversible Coma[4]（不可逆的昏睡の定義）というタイトルでいわゆる「ハーバード基準」が示されたのは1968年である。この論文での不可逆的昏睡の基準には、
　①刺激を受け入れられず反応しないこと、
　②運動も呼吸もしないこと、
　③対光反射や咽頭反射、前庭動眼反射といった反射の喪失、
　④平坦脳波、
といった現在の脳死基準の基礎が示されている。

この後の1970年に米国カンザス州で脳死を人の死とする州法が制定されるのであるが、心臓死"または"脳死を人の死としており、人の死には2種類存在することを認めるものであった。

また、その後米国ではさまざまな脳死についての州法が成立する中で、州によって人間の「死」が異なることが指摘された。これは混乱をまねくものとして、1981年大統領委員会が議論を重ねて死を定義した「Defining Death」（以下、81年報告）が発表された[5]。この議論の中では生物には自らの身体を統合（integrate）しようとする能力があり、これを頂点で司るのが脳であるとして、その統合機能が失われることが人の死であるとされた。そして、大統領委員会の結論は、「循環と呼吸が不可逆的に停止した場合か、脳幹を含むすべての脳機能が不可逆的に停止している場合が人の死である」とした。

　しかし、その後「ラザロ兆候」に見られるように脳死とされた後に大きく手足を動かしたり、祈るような姿勢を見せたりすることが報告され[6]、さらに当時、脳死患者はせいぜい数日で心臓死に至ると考えられていたのであるが、長期間生存する「長期脳死」例が報告されたり、小児の脳死では何年にもわたって生存し成長を続ける例があることや、脳死とされながら妊娠を継続して出産にいたる例が報告されたりした。このころに米国で起こった議論については、児玉の論文[7]に詳しい。児玉はこの中で「脳死判定の積み重ねによって生じた問題」「ドナープールの拡大傾向によって生じた問題」「引き続き論叢がある概念的問題」に整理して論じている。脳死判定の積み重ねによって生じた問題には、先述のように長期脳死や小児脳死例の成長などのように、脳死の前提となっていた科学的論拠に疑問が生じたことが含まれる。ドナープールの拡大傾向によって生じた問題とは、脳死と心臓死の関係が曖昧であることを指摘し、心停止後数分以内に死亡と診断して臓器摘出する（non-heart beating donor：NHBD）場合に、「心停止が死なのは、それによって脳全体の機能が不可逆的に失われたことが示されるからという死の一元的基準からすれば」、NHBDはまだ死んでおらず、また不可逆的かどうかについても問題があるとしている。概念的問題とは、人の死が「プロセスかイベントか」という問題や「高次脳か全脳か」といった脳死を定義する際の根本概念の問題を挙げている。

　このように81年報告後も多くの問題があらわになったことから、大統領委員会は2008年に第二次報告「Controversies in the Determination of Death」[8]を作成した（以下、08年報告）。81年報告のときには臓器の統合とそれを司る脳の機能停止を人の死とした見解を08年報告では撤回し、生命体（organism）は外界から必要な酸素などを取り入れないと存在できないので、外界に開かれていて、自らが生きるために必要な酸素などを得ること、

言い換えると生きることを駆動（drive）する力が存在するとし、人にとってはその一つが自発呼吸であるとした。この生きることを駆動する能力が失われたときに生命体は生命を終えると考えた。また、脊髄損傷などによっても自発呼吸が停止することはあるが、この場合には、意識があることをもって明らかに生きているとし、次のように人の死を定義した。「意識を示すサインがなく、自発呼吸がなく、これが不可逆的であることが医学的に確実に示されれば、患者は死んだと結論づけることができる」として、不可逆的に意識と自発呼吸が失われたことをもって人の死としたのである。換言すれば、有機体は全脳機能が失われると生きていくための必須の仕事ができなくなるので、これを死と定義したといえる。この定義によれば、心臓死も脳死も含めて一元的に死を定義できる。

　日本で旧法が制定されたのは1997年であるので、ハーバード基準や米国の大統領委員会の81年報告が影響したと考えられるが、米国では脳死は人の死であることを定義したのに対して、臓器移植をする場合にのみ脳死を死とした点で米国の立場とは異なるといえる。日本においては、前述のように自ら臓器移植のドナーとなることを望む場合は脳死を死とし、そうでない場合は心臓死を死とすることができるのであって、これは「死の自己決定権」とも呼ばれ、死を個人の所有物のように扱うことや、本来臓器移植とは別の議論であるべき「人の死」が臓器移植の有無で変わるということに批判的な意見もある[9,10]。

　しかし、ハーバード基準が示されたとき、これを定める理由として、
「①蘇生技術の発達により治癒不可能なほど傷ついた患者でも蘇生されるようになったが、中には脳の回復が望めないのに心臓が動き続ける場合もあり、このときの患者やその家族や病院にかける負担は大きく、そのような患者に病院のベッドも占有されてしまうこと、
　②時代にそぐわない死の定義では、移植のための臓器を得るのに議論が起こること」
を挙げており、すでに脳死と臓器移植とは出発点で切り離せないものであることがわかる。

　さらに、その後米国では脳死でない場合にも治療中止が認められるようになったことを考えると、脳死は臓器移植と表裏一体と言わざるをえない。日本で旧法が成立したのも国内での臓器移植の普及を目指していたからであることには疑いの余地はないし、ドナー不足が解消されないことから新法へ改定されたという事実もある。

第Ⅵ章　臓器移植　183

4　現在の脳死をめぐる問題

　現在、脳死による臓器移植が多く行われる米国でも、脳死をめぐる係争があるという。
　Burkle[11]によると、米国での脳死下臓器移植をめぐる係争は以下の5つに分類される。
　①家族が脳死後も生理学的サポートを望む場合
　②故意に脳死の判断を早くされたことに対する損害賠償
　③不注意で脳死の判断を早くされたことに対する損害賠償
　④感情的なストレスに対する損害賠償
　⑤妊娠によって脳死に制限がかかること
　このような脳死をめぐる葛藤と混乱は、米国でも消え去ることはないであろうとしている。
　先述の児玉の論文[7]では、「死の定義の問題が多面的な問いであるため専門分野を超えた対話が今以上に必要である」ことを指摘し、日本でも死の定義について十分に論じる必要があるとしている。児玉の論文は新法成立直前に出されたものであるが、先述のように新法でも死の二重基準が残っており、死の定義を十分に議論したかは疑問が残る。
　また、森岡[12]は米国の08年報告も含めて哲学的に脳死の問題点を論じており、08年報告の定義においても成長する脳死小児の問題は解決できず、「成長したい駆動」があるのでむしろ「生きていることの証明になる」としている。
　さらに、松尾[9]は新法の成立に際して脳死の問題点を論じており、
　①脳死の概念と死亡時期（心臓死と脳死で異なる死亡時期が存在しうること）、
　②脳死判定後の医療保険の適応、
　③家族の拒否権が自己決定権に優越すること、
　④死体の法的性格と死体の処分権、
　⑤臓器提供の意思表示方法、
　を挙げている。
　このうち②脳死判定後の医療保険の適応については、まさに本症例のように脳死判定後に臓器提供を行わなかった例を挙げて「結果的には、脳死判定後に臓器の摘出を行わなかったのであるが、検査終了時も人工呼吸器などを

使用したり、輸液を行うなど、心臓が止まることのないよう医療を施されて、臓器の摘出に備えていた。この場合、死亡後に医療保険は適用にならないので、かかった費用は、ドナー側が自己負担するのが原則であるという」としている。松尾は日本臓器移植ネットワークに取材しているのであるが、移植がされなかった理由については「個人情報保護の観点から明らかにはされなかったため、具体的理由については不明」としている[9]。日本臓器移植ネットワークのホームページによれば、これまでに法的脳死判定終了後に臓器移植に至らなかった例はこの1例のみのようである[13]。先述の質疑応答集では「臓器提供が行われなくなった場合にも、法的脳死判定を行った施設には、ネットワークの費用配分基金から所定の費用が支払われることとなっている」とあるが、人工呼吸器などの医療を中止せず続けた場合、それにかかる費用がすべてネットワークの費用分配基金から支払われるか否かは明らかでない。もし、残された家族にのしかかる費用負担が重いものであれば、移植を撤回したとしても人工呼吸器などの医療は中止せざるをえなくなることも考えられる。

　脳死と臓器移植をめぐっては、本稿で取り上げた問題以外にもさまざまな問題がくすぶっているが、脳死の問題点がまだ残存しているのは、心臓死が心停止、呼吸停止によって脳機能が停止（これは瞳孔散大で確認される）することで疑いようのない現象として目の当たりにできるのに対して、脳死がいわば人工呼吸器の登場と臓器移植の発達によって登場し、それ自体が「概念として言葉で説明される死」であることに由来すると思われる。とはいえ、脳死下臓器移植という選択肢が存在し、これに一縷の望みを託する多くの患者がいることは事実であり、一方で愛する人を失い、葛藤しながらも臓器移植のドナーになることで、本人の意思の尊重、社会貢献、生命の永続といった思いに希望をいだく家族もいる。本症例では、例えば「本人意思がない場合の家族らの同意のみによる脳死下臓器移植」を可能にした新法の是非を問うこともできようが、一方で臓器移植を撤回しなければ救われた可能性のある命があり、しかも1人だけではなかったかもしれないということも考える必要がある。脳死と脳死下臓器移植をめぐっては倫理的・法的議論があることは重要であるが、それを十分承知したうえで、失われる命とそれによって救われる可能性がある命は、医療従事者の目の前の実体として存在しているのであるから、その1例1例について真摯に向き合うことも重要である。

アプローチ例

本症例を死亡したとして、心臓死に至る前に人工呼吸器を取り外すことに法的な問題はないと考える。死亡時刻は2回目の脳死判定で脳死と判定されたときとする。家族らには、法律の運用について説明し、なぜ臓器移植を撤回したかなどについては、臓器移植ネットワークへ報告するべきと考える。

まとめ

脳死下臓器移植を前提に法的脳死判定を行ったのち、なんらかの理由で臓器移植が行われなかったとしても、2回目の判定で脳死と判定されたときを死亡した時とする。この後心臓死に至る前に人工呼吸器などの医療を中止しても、法的には問題はない。しかし、脳死とはあるいは人の死とは何か、さらには移植医療がもつ希望と問題を考えることは重要である。

【文　献】

1) 厚生労働省．「臓器の移植に関する法律」の運用に関する指針（ガイドライン）．2012. http://www.mhlw.go.jp/bunya/kenkou/zouki_ishoku/dl/hourei_01.pdf（2017年5月閲覧）
2) 厚生労働省健康局疾病対策課．臓器提供手続に係る質疑応答集（平成27年9月改訂版）．2015. http://www.mhlw.go.jp/file/06-Seisakujouhou-10900000-Kenkoukyoku/0000101634.pdf（2017年5月閲覧）
3) 総務省行政管理局．臓器の移植に関する法律．2009. 衆議院．第140回国会．制定法律の一覧．法律第百四号（平九・七・一六）．http://www.shugiin.go.jp/internet/itdb_housei.nsf/html/houritsu/14019970716104.htm（2017年5月閲覧）
4) Ad hoc committee of the Harvard medical school to examine the definition of brain death. A definition of irreversible coma. JAMA 1968；205：337-40.
5) United States President's Commission for the Study of Ethical Problems in Medicine and Biomedical and Behavioral Research. Defining death. Vol 108：Canadian Medical Association；1981.
6) Ropper AH. Unusual spontaneous movements in brain-dead patients. Neurology 1984；34：1089-92.
7) 児玉　聡．近年の米国における死の定義の論争．生命倫理2008；18：39-46.
8) President's Council on Bioethics. Controversies in the Determination of Death 2009：1-168.
9) 松尾さとみ．脳死臓器移植をめぐる法的問題に関する一考察．現代社会文化研

究.2007;40:1-17.
10) Smith M. Brain death:time for an international consensus. Br J Anaesth 2011;108(suppl 1):i6-9.
11) Burkle CM, Pope TM. Brain death:Legal obligations and the courts. Medscape 2017;1-4. http://www.medscape.com/viewarticle/845463_1.（2017年5月閲覧）
12) 森岡正博.生命の哲学から見た脳死概念の一考察.哲学論叢2014;41:13-23.
13) 日本臓器移植ネットワーク.脳死下での臓器提供事例に係る検証会議検証のまとめ.2013. https://www.jotnw.ov.jp/datefile/offer_brain.html.（2017年5月閲覧）

（澤村　匡史）

Memo

ケースブック臨床倫理―救急・集中治療―　　＜検印省略＞

2018年2月15日　第1版第1刷発行

定価（本体3,500円＋税）

編集者　氏　家　良　人
　　　　前　田　正　一
発行者　今　井　　　良
発行所　克誠堂出版株式会社

〒113-0033　東京都文京区本郷3-23-5-202
電話（03）3811-0995　振替00180-0-196804
URL　http://www.kokuseido.co.jp

ISBN978-4-7719-0495-8　C3047　¥3500E　　印刷　株式会社新協
Printed in Japan ©Yoshihito UJIKE, Shoichi MAEDA, 2018

- 本書の複製権・翻訳権・上映権・譲渡権・公衆送信権（送信可能化権を含む）は克誠堂出版株式会社が保有します.
- 本書を無断で複製する行為（複写, スキャン, デジタルデータ化など）は,「私的使用のための複製」など著作権法上の限られた例外を除き禁じられています. 大学, 病院, 診療所, 企業などにおいて, 業務上使用する目的（診療, 研究活動を含む）で上記の行為を行うことは, その使用範囲が内部的であっても, 私的使用には該当せず, 違法です. また私的使用に該当する場合であっても, 代行業者等の第三者に依頼して上記の行為を行うことは違法となります.
- JCOPY　＜(社)出版者著作権管理機構　委託出版物＞
本書の無断複写は著作権法上での例外を除き禁じられています. 複写される場合は, そのつど事前に(社)出版者著作権管理機構（電話03-3513-6969, Fax 03-3513-6979, e-mail：info@jcopy.or.jp）の許諾を得てください.